AF346784

L'HISTOIRE

ÉCLAIRÉE

PAR LA CLINIQUE

Dr CABANÈS

L'HISTOIRE
ÉCLAIRÉE
PAR LA CLINIQUE

> « La clinique a ses droits partout, mais, si nous tenons à les lui garder, n'en usons qu'avec modestie. »
>
> Dr G. DROMARD.

PARIS

ALBIN MICHEL, ÉDITEUR

22, rue Huyghens, 22

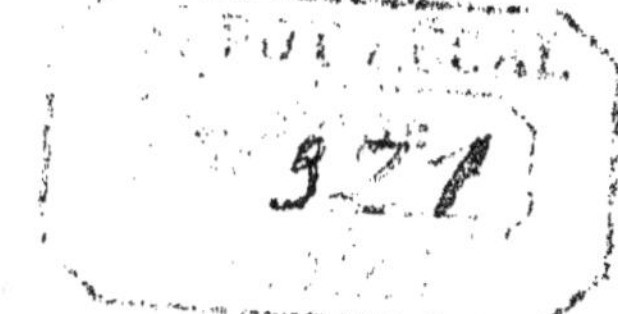

OUVRAGES DE MÉDECINE HISTORIQUE
DU Dr CABANÈS

————

————

Pour les autres ouvrages, se rapportant à l'histoire de la médecine et à l'histoire des *Mœurs du passé*, demander le Catalogue d'ALBIN MICHEL, éditeur, 22, rue Huyghens, Paris (XIVᵉ).

L'Histoire éclairée par la Clinique

Leçons professées, en 1919-1920,
à l'*Institut des Hautes-Études*, de Bruxelles.

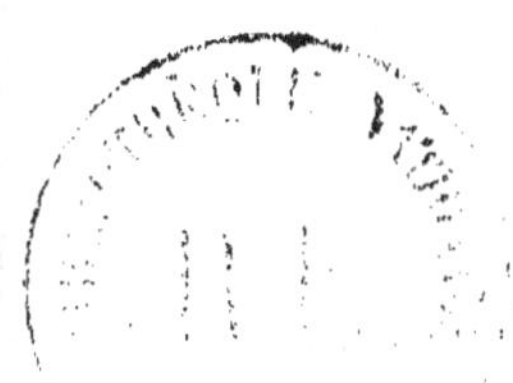

AVANT-PROPOS

Le cercle des questions où le médecin peut,
doit intervenir, s'élargit chaque jour davantage ; chaque jour s'étend le champ des sciences
biologiques, qui débordent de plus en plus
leur cadre. De ce champ, déjà vaste, il n'est
pas interdit de pousser des pointes dans les
terrains voisins et de montrer, par l'heureuse
action qu'il exerce, que le médecin y est encore
et toujours chez lui.

Dans une étude publiée par M. Berthelot, à
l'occasion d'un de nos ouvrages (1), l'illustre
savant s'exprimait en ces termes : « L'esprit
scientifique, sous ses formes multiples et par
ses méthodes diverses, étend son domaine

(1) *Étude sur le « Cabinet secret de l'Histoire »*, publiée dans
le *Journal des savants*, sous le titre de : La Pathologie dans
l'histoire : cf. *Science et libre pensée*, du même, 199 et suiv.

dans tous les ordres... en histoire, notamment, il fournit des contrôles et introduit des intelligences inattendues. Les moins intéressantes ne sont pas celles qu'apportent les sciences médicales. » La médecine, écrivait dans une autre circonstance un physiologiste notoire (1), « la médecine, par la grandeur de son objet, qui est l'homme, est, de toutes les sciences, la plus mêlée à toutes les autres ; et le médecin, digne de ce nom, un des types les plus élevés de culture intellectuelle et morale. La mission sociale qu'il est appelé à remplir, l'étendue et la variété des connaissances qu'elle exige, le nombre et l'importance des applications qui en découlent, lui assignent, dans notre société, un rang qui ne le cède à aucun autre. Il a le droit de se faire partout sa place. »

Loin de nous la pensée de revendiquer trop fièrement les droits de la Science, c'est à les limiter que nous nous sommes, au contraire, toujours efforcé de borner notre ambition ; encore devons-nous veiller à ne point les laisser contester.

Nous y serions encouragé, si besoin était, non pas seulement par nos maîtres, dont l'apologie pourrait semblait intéressée, mais par

(1 BÉCLARD.

les esprits les plus éminents entre ceux qui sont dégagés de toute attache professionnelle.

On a pu regarder, dans certains milieux, comme un défi, cette déclaration de Berthelot, formulée à l'occasion de son jubilé, en 1901 : « La Science est aujourd'hui en mesure de revendiquer la direction morale et matérielle des sociétés. » Cette hautaine réponse du savant chimiste à un critique, ce jour-là mal avisé, qui avait proclamé un peu bruyamment la faillite de cette même Science, donne le ton d'une polémique qui eut de la peine à se maintenir dans les limites d'une discussion courtoise.

En affirmant que la Science avait failli à des engagements qu'elle n'a, d'ailleurs, jamais pris ; qu'elle est impuissante à donner la solution de questions qui ne sont pas de sa compétence, on ne posait pas le problème sur son véritable terrain. « La Science, déclare justement Renan, donne le bonheur quand on se contente d'elle et qu'on ne lui demande que ce qu'elle peut donner ; si elle ne répond pas à toutes les questions que lui adressent les avides et les empressés, du moins ce qu'elle apprend est sûr. Pour être acquis par des oscillations successives, les résultats de la science moderne n'en sont pas moins précieux. Les délicates approximations, cet affinage successif qui nous amène à des manières de voir de plus en plus rapprochées de la vérité, sont les conditions même de l'esprit humain (1). »

A quelle branche de nos connaissances s'adressait, au surplus, ce réquisitoire d'une contestable opportunité? Visait-on la Physiologie, à laquelle nous devons des hommes comme Magendie et Claude Bernard ; la Chimie, qui nous a donné un Lavoisier et un Pasteur ; ou la Physique, représentée par un Chevreul, un Ampère, un Foucault? Nous pourrions passer successivement en revue toutes les manifestations de l'activité scientifique, et nous n'arriverions qu'à justifier cette comparaison de l'immortel auteur du *Discours sur la méthode*, qui assimile la science universelle à un arbre, « dont la métaphysique est le tronc; dont les trois grandes ramifications sont : la mécanique, *la médecine*, et la morale où s'épanouissent enfin tous les fruits qu'il est donné à l'homme de cueillir (2) ».

Pense-t-on que la médecine aurait tenté tant

(1) Cette même thèse vient d'être brillamment soutenue par un de nos hommes de lettres, de l'intelligence la plus aiguisée, M. ANDRÉ BEAUNIER ; nous nous plaisons à signaler l'article paru sous sa signature, dans l'*Écho de Paris* du 14 septembre 1920, sous le titre : *les Tribulations de la Science*.

(2) *Les Grands Écrivains français : Descartes*, par ALFRED FOUILLÉE, 1893.

de hautes intelligences, si depuis longtemps n'avaient été reconnus sa vertu éducative, le rayonnement de son bienfaisant pouvoir ? « Malgré tout, et quoi que la médecine m'ait coûté, aimait à répéter Littré, je ne voudrais pas qu'elle eût manqué à mon éducation générale. C'est, moralement et intellectuellement, une bonne école, sévère et rude, mais fortifiante (1). »

Qu'il nous soit permis de recueillir encore l'opinion d'un homme étranger à notre profession et qui a exprimé tout haut le regret de ne l'avoir point embrassée : « La physiologie et les sciences naturelles, reconnaît l'auteur de la *Vie de Jésus*, m'auraient entraîné... L'ardeur extrême que ces sciences vitales excitaient dans mon esprit, me fait croire que si je les avais cultivées d'une façon suivie, je fusse arrivé à plusieurs des résultats de Darwin que j'entrevoyais... C'est par la chimie à un bout, par l'astronomie à un autre, c'est surtout par la physiologie générale, que nous tenons vraiment le secret de l'être, du monde, de Dieu, comme on voudra l'appeler. Le regret de ma vie est d'avoir choisi pour mes études un genre qui ne s'imposera jamais et restera toujours à

____

(1) *Médecine et Médecins*, Préface, v.

l'état d'intéressantes considérations sur une réalité à jamais disparue; mais pour l'exercice et le plaisir de ma pensée, je pris certainement la meilleure part (1). » C'est l'auteur de *l'Avenir de la Science* qui, à un autre endroit de son œuvre, féconde en suggestions, s'exprime en ces termes : « La physiologie et l'anatomie comparées, la zoologie, la botanique sont, à mes yeux, les sciences qui apprennent le plus de choses sur l'essence de la vie, et c'est là que j'ai puisé le plus d'éléments pour ma manière d'envisager l'individualité et le mode de conscience résultant de l'organisme (2). »

Écrivant à son ami Berthelot, du bord de la mer où il se trouvait au mois d'août 1863, Renan exprimait une fois de plus le regret d'avoir préféré les sciences historiques à celles de la nature, surtout à la physiologie comparée. « Autrefois, confesse-t-il, au séminaire d'Issy ces études me passionnèrent au plus haut degré; à Saint-Sulpice, j'en fus détourné par la philologie et l'histoire ; mais chaque fois que je cause avec vous, avec Claude Bernard, je regrette de n'avoir qu'une vie... Les philosophes de l'école littéraire, hostiles ou indifférents aux résultats venant des sciences

(1) RENAN, *Souvenirs d'enfance et de jeunesse*, 262-4.
(2) *L'Avenir de la Science*, 258-9.

naturelles, seront toujours fermés au véritable progrès... Si les sciences historiques laissaient le public aussi calme que la chimie, elles seraient bien plus avancées (1). »

Pour Renan, « l'avenir de l'humanité est dans le progrès de la Raison par la Science. Le seul instrument de connaissance est la science inductive : au premier rang, les sciences historiques, en tant qu'elles empruntent les procédés analytiques du naturaliste, du chimiste. Tout est illusion et vanité, sauf le trésor de vérités scientifiques lentement acquises et qui ne se perdront plus jamais (2) ». Ailleurs, Renan déclare que la « médecine est à la fois le plus honorable des états et la plus passionnante des sciences (3) » ; et il entrevoit l'heure où la critique, qui « a admiré jusqu'ici les chefs-d'œuvre des littérateurs, comme nous admirons les belles formes du corps humain... les admirera comme l'anatomiste, qui perce ces beautés sensibles pour trouver au delà, dans les secrets de l'organisation, un ordre de beautés mille fois supérieur. Un cadavre dissé-

(1) Les sciences de la nature et les sciences historiques (*Revue des Deux Mondes*, 15 octobre 1863).

(2) Renan apprécié par M. de Vogüé (*Revue des Deux Mondes*, 15 novembre 1892).

(3) Discours de réception à l'Académie française, en remplacement de Claude Bernard.

qué est, en un sens, horrible ; et pourtant, l'œil de la Science y découvre un monde de merveilles (1) ».

Mettons en regard de ce jugement celui qu'a porté, plus particulièrement sur la science médicale, le prestigieux écrivain du *Génie du Christianisme ;* il est à l'honneur d'une profession trop souvent et injustement décriée. Chateaubriand, à son habitude, s'exprime avec cette grandiloquence qui n'exclut pas la profondeur de la pensée. « L'art merveilleux qui vient au secours de la vie, remonte à l'origine des sociétés. Il a même devancé le labourage, puisque la femme a porté des enfants avant qu'il y eût des moissons, et que le berceau de l'homme est chargé de douleurs. Le premier médecin qu'a vu le monde a été sans doute quelque mère qui cherchait à soulager son enfant. La pitié et le génie étendirent ensuite la médecine à tous les hommes : l'une découvre le malade, l'autre trouve le remède... Considérée sous tous les rapports, la classe des médecins ne saurait être trop respectée. C'est chez elle qu'on rencontre la véritable philosophie. Dans quelque lieu que vous soyez jeté, vous n'êtes pas seul, s'il s'y trouve un

____

(1) *L'Avenir de la Science,* 201.

médecin. Les médecins ont fait des prodiges d'humanité. Ce sont les seuls hommes, avec les prêtres, qui se soient sacrifiés dans les pestes publiques. Et quels philosophes ont plus honoré l'humanité qu'Hippocrate et Galien ! Cessons de ravaler une science admirable, qui tient aux sentiments les plus nobles et les plus généreux ; chantée par Homère et Virgile, elle réclame tout ce qu'il y a de beau en souvenirs. Les études auxquelles elle oblige sont immenses ; elle nous donne une merveilleuse idée de nous-mêmes, puisque, pour connaître seulement notre édifice matériel, il faut connaître toute la nature (1). »

Chateaubriand est un des premiers, sinon le premier, qui ait porté, sur cette convulsion sociale que fut le cataclysme de 1793, une sentence que les médecins qui ont décrit « la névrose révolutionnaire » n'ont fait que confirmer, en la paraphrasant. Combien lapidaire la formule de Chateaubriand : « La terreur ne fut point une invention de quelques géants ; ce fut tout simplement une *maladie morale, une peste.* Un médecin, dans son amour de l'art, s'écriait plein de joie : « On a retrouvé la lèpre (2) ! »

Cette assimilation de la société humaine à

(1) *Chronique médicale*, 1898, 515-6.
(2) *Études historiques*, édit. Garnier (1886), 58.

un organisme vivant pouvait paraître, à l'époque où Chateaubriand traçait ces lignes, une nouveauté hardie ; depuis, cette idée a pris corps, et l'on est arrivé à découvrir un parallélisme saisissant entre le monde social et le monde biologique.

CHAPITRE PREMIER

Médecine et Sociologie.

Il fut un temps où l'on dressait une cloison
étanche entre les sciences naturelles et physiques, et les sciences de l'ordre social et politique. On expliquait l'infériorité des historiens,
comparés aux investigateurs de la nature, par
la complexité des phénomènes que rencontrent
les premiers par rapport à ces derniers. De
plus, tandis que, d'un côté, les observations
de l'historien sont plus sujettes à ces causes
d'erreur qui proviennent du préjugé et de la
passion, il ne peut, de l'autre côté, se servir
de la grande ressource des expériences, par
lesquelles on simplifie souvent les problèmes,
même les plus compliqués, du monde extérieur. Il n'est donc pas étonnant que l'étude
des mouvements de l'homme soit encore dans

l'enfance, en comparaison de l'avance prise par l'étude des mouvements de la nature (1).

Ce qui, a-t-on écrit, a imprimé aux sciences naturelles et physiques l'essor vif et continu qui les distingue, c'est l'adoption, sans réserve aucune, de la méthode expérimentale, dont Aristote, d'abord, Bacon ensuite, ont signalé la puissance. C'est aux faits, et seulement aux faits, que ces sciences demandent les informations à leur usage. Les sciences de l'ordre social et politique ne procèdent pas encore ainsi ; privées des lumières que, seuls, les faits peuvent offrir, elles laissent à l'imagination le soin de pourvoir au vide ; et de là, des conclusions dans lesquelles l'erreur occupe d'autant plus de place que, parmi leurs éléments, figurent en plus grande quantité des notations abstraites, des idées spéculatives, des données plus dénuées de réalités objectives (2).

L'histoire ne peut rien pour notre bonheur présent ; elle peut, tout au plus, nous donner la notion de nos droits. Elle n'enseigne qu'à

(1) BUCKLE, *De l'Histoire de la Civilisation en Angleterre*, citée par LITTRÉ, *La Science au point de vue philosophique*, 5ᵉ édition, 1884, 480.

(2) *Compte rendu des séances et travaux de l'Académie des Sciences morales et politiques*, t. X (1878), 2ᵉ semestre, 386, 669 et 826 : *De l'Histoire dans ses rapports avec les sciences sociales et politiques*, par M. H. PASSY.

juger les actions humaines, et c'est un bien
maigre profit, comparé aux bénéfices qu'on retire de la mécanique, de la chimie, des
sciences naturelles. Mais n'est-ce pas déjà une
belle part que d'aider au développement moral des nations, comme à celui des individus ?

Depuis lors, un rapprochement s'est opéré
entre des sciences en apparence si dissembla-
bles, et une nouvelle école est venue, qui a
laissé loin derrière elle les conceptions des
économistes d'il y a une quarantaine d'années.
« Le rôle actif des sciences expérimentales,
professait déjà Claude Bernard, ne s'arrête pas
aux sciences physico-chimiques et physiologiques ; il s'étend jusqu'aux sciences historiques et morales. On a compris qu'il ne suffit
pas de rester spectateur inerte du bien et du
mal, en jouissant de l'un et en se préservant
de l'autre. La morale moderne aspire à un
rôle plus grand : elle recherche les causes,
veut les expliquer et agir sur elles ; elle veut,
en un mot, dominer le bien et le mal, faire
naître l'un et le développer ; lutter avec l'autre
pour l'extirper et le détruire (1). »

Des sociologues sont venus, qui ont conçu
l'humanité comme formant « un grand tout

(1) Discours de réception de Renan.

organique. La société humaine, dans ses différents agrégats unifiés, présente autant de corps ou, si on le préfère, autant de systèmes de cellules ; et ces agrégats, par leur connexion intérieure, correspondent de plus près au système nerveux des individus de l'espèce animale, et surtout au système nerveux dont est doué le corps humain. Mais l'organisme n'est pas seulement constitué d'un système nerveux ; il dispose encore, à l'égard des organismes individuels, d'une substance inter-cellulaire, représentée par tous les produits destinés à la consommation. Ces produits circulent au sein de la société d'après les mêmes lois qui président au fonctionnement de la substance intercellulaire des organismes de la nature. Système nerveux, substance intercellulaire, voilà donc les deux facteurs réels dont est formée nécessairement toute réunion d'individus humains, toute société ».

L'économie politique dispose de quelques-unes des lois qui président à l'action des forces économiques de la société. C'est d'abord la loi de la division du travail, basée sur la loi générale de la spécialisation des organes et des fonctions physiologiques communes à tous les êtres organisés : c'est, ensuite, la loi de la croissance de la population, qui découle de la lutte pour l'existence des êtres organisés et de la survivance du plus apte. Mais Adam Smith, comme Malthus, qui ont découvert ces lois, n'ont pu prendre en considération tous les facteurs psycho-physiques qui agissent simultanément au sein de la société humaine et modifient les formules de ces lois dans leur application à la vie sociale.

A la suite de ces grands penseurs, d'autres se sont attachés à développer des conséquences que ceux-ci n'avaient su qu'entrevoir. Guidés par la méthode d'induction, ils ont montré que la marche rétrograde d'une société est, dans la plupart des cas, suivie d'états pathologiques plus ou moins prononcés ; de même que, dans la nature organique, l'enfantement est souvent suivi de la mort de l'organisme maternel, de même les revirements historiques peuvent s'accompagner de crises et d'excitations, susceptibles d'affecter un caractère nettement morbide. Mais les maladies que subissent les organismes normaux et bien équilibrés ont, dans la plupart des cas, un caractère aigu ; tandis que les organismes individuels et sociaux qui dégénèrent ou vieillissent sont plus enclins aux maladies chroniques (1).

(1) L. de LILIENFELD, *la Pathologie sociale*, passim.

Il paraît presque superflu aujourd'hui de déclarer que « l'organisme social a sa racine dans la constitution individuelle de l'homme ; sa raison d'être dans la race, le sol, le climat, les mœurs et le régime de vie des peuples. » Des quatre classes de faits qui constituent l'économie politique, deux au moins, la production et la consommation, sont en solidarité étroite avec les conditions physiologiques des agents qui accomplissent ces deux sortes de travaux.

Comme l'a clairement développé un médecin philosophe, « ce qui travaille, ce n'est pas une machine, ce n'est pas non plus un pur esprit ; c'est un être complexe, composé d'un corps et d'une âme, et sur lequel les influences physiques, d'une part, les influences morales, d'une autre, en réaction l'une sur l'autre, agiront pour augmenter, perfectionner, ou ralentir et abaisser la production ».

Peut-on davantage contester l'action des modificateurs naturels que nous avons énumérés ? Quel autre que l'hygiéniste pourra venir en aide à l'économiste, en lui indiquant les moyens de régler la durée du travail, d'organiser celui-ci dans des conditions salubres, tant en étudiant la composition de l'atmosphère des ateliers, que la constitution des ouvriers appelés à y passer une partie de

leur existence ? Si le bien-être physique de
l'homme, autant qu'il peut être l'ouvrage de
son gouvernement, est l'objet de l'économie politique (1), il conviendra de rechercher comment agiront sur l'organisme les matières sur
lesquelles le travail s'exercera, autant que la
force de résistance du sujet placé dans un milieu où il devra lutter contre tant d'influences
délétères.

Lorsqu'on a parlé récemment de la situation
économique qui a succédé à une guerre d'une
exceptionnelle durée, le problème qui s'est posé,
c'est de « guérir l'humanité au lendemain d'une
crise sans exemple ». Les nerfs, les muscles,
trop longtemps tendus, ont senti le besoin de
se détendre : d'où la « vague de paresse » qui
est passée à peu près sur tous les peuples.

La tâche qui s'impose, un de nos grands in-
dustriels (2) l'a définie en une phrase : « c'est
l'organisation de la convalescence du monde ».
Et devant le public attentif à ses paroles, il
ajouta : « nos maladies sont passagères ; notre
malaise est provisoire ; nous avons la possibilité de guérir et nous guérirons ». Parlant du
bolchevisme, le même orateur a trouvé cette

(1) Sismondi, cité par Sauckrotte, *l'Histoire et la philosophie
dans leurs rapports avec la médecine*, 257, note 2.

(2) M. Schneider, in *Excelsior*, 30 octobre 1919.

définition, empruntée à notre langage technique : « Le bolchevisme est une *peste sociale* et il faut en prévenir la *contagion*. »

Partout se retrouvent, sous la plume ou dans la bouche de ceux qui pensent ou agissent, des métaphores empruntées à notre jargon et qui témoignent à quel point l'esprit scientifique a pénétré jusqu'aux sciences sociales et politiques.

L'un parle de « l'anatomie des corps sociaux » que sont les États, et de leurs muscles. « Si ces muscles sont bien pincés et au bon endroit, la production du corps social est arrêtée et cet État est frappé de paralysie générale, par suite de la disette des produits indispensables à sa vie (1). » D'autres (2), mettant en cause ceux qui méditent « un bouleversement hasardeux de la société, au moment où cette société, meurtrie par les terribles plaies de la guerre, a besoin d'abord de panser ses blessures et retrouver son équilibre », les comparent à « ces aventuriers du scalpel… (qui) veulent placer de force la France sur leur table d'opération » ; mais la France est bien résolue à ne pas « se laisser opérer en pleine fièvre » et « choisira, pour se confier à eux, des gens

(1) *La Démocratie nouvelle*, 6 novembre 1919.
(2) ALFRED CAPUS, *le Figaro*, 6 novembre 1919.

soucieux de sa santé, de sa prospérité, de son avenir, et non des carabins douteux, qui ne demandent qu'à la disséquer toute vivante ».

Ce choix d'expressions n'est pas amené par une rencontre fortuite ; il trahit, pour le moins, la préoccupation qu'ont nombre de sociologues et de penseurs, de montrer la place qu'occupe le médecin dans la société moderne.

« Quel est le savoir le plus utile ?, » se demande le philosophe anglais Herbert Spencer (1) ; et il répond sans hésitation : « La science qui concourt à la préservation directe de soi-même, en empêchant la perte de la santé. Il faut que la diffusion de l'hygiène précède et prépare, dans un avenir plus ou moins éloigné, une manière de vivre plus conforme à la raison. »

Ainsi le rôle du médecin est destiné à grandir, à se développer de manière telle que, demain, peu d'actes de la vie de l'homme ou de la société pourront s'accomplir sans qu'on fasse appel à sa compétence ou à son dévouement.

(1) Cité par Paul Rabier, *Du rôle social du médecin ;* thèse de Paris, 1904.

CHAPITRE II

Médecine et Philosophie

On peut dire, à l'heure actuelle, de la médecine, qu'elle est au carrefour de toutes les
sciences : par l'hygiène, elle touche à la politique (1) et à la sociologie ; par la pitié qu'elle
professe pour les misères humaines, elle se
rapproche de la religion. « En quoi le prêtre
et le médecin sont-ils distincts ?... Toute médecine est nulle, aveugle, inintelligente, si
elle ne commence pas par la confession complète, par la résignation et la réconciliation

(1) « La politique est une science, une science comme
les autres... En politique, comme en chimie, les phénomènes sont liés entre eux par des rapports de cause à
effet. Pour prévoir juste et pour agir bien, il est nécessaire de démêler ces rapports... C'est ne rien comprendre
à la politique que de nier ou de ne pas rechercher, comme
il convient, le déterminisme des faits sociaux. » *La Politique
expérimentale*, par Léon Donnat (Paris, 1885), 474.

avec l'harmonie générale. » Parlant ailleurs de la médecine au moyen âge, à propos du traitement qui fut appliqué à Charles VI, Michelet dit encore : « La médecine se passait chrétiennement, au bénitier même des églises; souvent on commençait par confesser le patient et l'on connaissait ainsi sa vie, ses habitudes. On lui donnait ensuite la communion, ce qui aidait à rétablir l'harmonie des esprits troublés. » Sous la plume de Michelet, qui n'est pas suspect de cléricalisme, c'est un bel hommage rendu à la foi et à son action curative.

Mais revenons à la médecine : par les recherches physiologiques, elle tend à renouveler la philosophie et à restreindre le domaine, qui va de plus en plus se rétrécissant, de la métaphysique.

Quel chemin parcouru, depuis l'époque où la philosophie française, régentée par Victor Cousin, répudiait comme une souillure tout commerce avec ce qu'elle appelait l'iniquité, c'est-à-dire la physiologie, représentée alors par Cabanis et Broussais, physiologie passée de mode, mais qui n'en était pas moins déjà une science appuyée sur de multiples faits d'observation. Les psychologues affectaient délibérément de méconnaître l'importance de cette « guenille » qui sert d'enveloppe à l'âme et ils niaient que l'exercice de la pensée pût être sous la dépendance d'une lésion susceptible de paralyser la mémoire ou de supprimer la faculté du langage.

On a souvent allégué d'un passage de Celse, pour prétendre qu'Hippocrate avait établi une barrière infranchissable entre la médecine et la philosophie. C'est par suite d'une mauvaise traduction, qu'on est arrivé à cette interprétation du texte attribué au Père de la Médecine. Hippocrate, au contraire, s'est toujours conformé à ce précepte, qu'il faut introduire la philosophie dans la médecine et la médecine dans la philosophie. « Ces deux sciences, dit-il expressément, diffèrent peu et toutes les choses qui sont du ressort de la philosophie se trouvent dans la médecine. » Médecine et philosophie ont été très étroitement unies dès l'origine et cette alliance s'est perpétuée, à travers les siècles, chez tous les médecins qui ont laissé un nom dans l'histoire des sciences. La plupart des philosophes célèbres, contemporains ou successeurs d'Hippocrate, ont cultivé les sciences naturelles, la zoologie surtout, qui se rattache par tant de points à la médecine. Platon possédait des connaissances médicales ; les études d'Aristote sur la nature animale attestent assez qu'il était profondément versé dans la connaissance de notre art.

Aristote avait, du reste, pour père, un médecin; enfin, plusieurs des disciples de Socrate étaient ou furent médecins. Faut-il rappeler, dans des temps plus modernes, les grands noms de Bacon, de Descartes, de Locke, pour attester que les coryphées de la philosophie n'ont pas dédaigné d'acquérir des connaissances médicales ?

Les philosophes ont le plus grand intérêt à nous connaître, nous sommes leurs alliés naturels. Une science qui touche, pour ainsi parler, à tout, a un vaste commerce de réciprocité à entretenir; pourquoi la philosophie se serait-elle dérobée à notre emprise ?

Après Bacon, Descartes avait prévu que la rénovation de la philosophie naturelle manifesterait ses premiers effets dans l'art de conserver la santé, qui est, selon lui, le premier et le fondement de tous les autres biens de cette vie; car, ajoute-t-il, « l'esprit dépend si fort du tempérament et de la disposition des organes du corps que, s'il est possible de trouver quelque moyen qui rende communément les hommes plus sages et plus habiles qu'ils n'ont été jusqu'ici... c'est dans la médecine qu'on doit le chercher... Il n'y a personne, même de ceux qui en font profession, qui n'avoue que tout ce qu'on sait n'est presque rien en comparaison de ce qui reste à savoir, et qu'on se pourrait exempter d'une infinité de maladies, tant du corps que de l'esprit, et même aussi peut-être de l'affaiblissement de la vieillesse, si on avait assez de connaissances de leurs causes et de tous les remèdes dont la nature nous a pourvus ».

Particularité digne de remarque, les premiers cartésiens furent des médecins, dont la plupart se rencontraient aux conférences qui se tenaient chez un disciple de Descartes, le physicien Rohault, ou à l'hôtel de Condé, dont un autre disciple du philosophe, le docteur Bourdelot, leur faisait les honneurs.

Considérons qu'en plein dix-huitième siècle, un médecin attaché à la Cour pouvait écrire, sans soulever de protestations : « Tous les philosophes conviennent de l'importance de la physique qui, pour nous instruire de l'histoire naturelle, ne se contente pas de monter jusqu'aux cieux, d'examiner ce qui se passe dans les airs... mais qui, pénétrant dans chaque être en particulier, nous fait connaître tout ce qui compose et fait l'ornement de l'univers... *Un cours de philosophie serait incomplet, s'il était privé des lumières que lui donnent les dé-*

monstrations anatomiques. » Devons-nous rappeler que Bossuet suivit les leçons de l'anatomiste Du Verney, et qu'il sut mettre à profit l'enseignement qu'il en avait reçu, dans son *Traité de la connaissance de Dieu et de soi-même ?*

Le patron de Descartes et du cartésianisme, le père Mersenne, est un de ceux qui ont le plus contribué à répandre la découverte de Pecquet sur les vaisseaux chylifères. Les expériences les plus remarquées sur la transfusion du sang sont dues à un médecin philosophe, J.-B. Denis. Gassendi s'est occupé presque autant d'anatomie que de philosophie. Mais il est un autre philosophe, que la médecine peut revendiquer : celui-là avait « tout appris, tout lu, tout approfondi et tout comparé » ; après avoir parcouru les écrits des médecins anciens, il avait correspondu avec ceux qui vivaient de son temps (Leuwenhoeck, Ramazzini, Hoffmann), sur toutes les nouveautés médicales, « jugeant l'état de la science avec une perspicacité qui ferait honneur au meilleur des médecins (1) ». Leibniz — c'est à lui que nous venons de faire allusion — ne cache pas que « les transformations de MM. Swammerdam,

(1) Auguste Evmin, *Médecins et Philosophes*, thèse de Lyon, 1903.

Malpighi et Leuwenhoeck sont venues à son secours » pour expliquer la durée de la substance en dehors de l'idée de la génération.

Par Hoffmann, Leibniz se tenait au courant des recherches sur la physique et la chimie; c'est Hoffmann qui lui communiqua ses observations sur la concordance entre la pression barométrique et l'apparition de certaines maladies.

Leibniz anticipait sur l'avenir, quand il écrivait : « Les progrès de l'art viendront des mathématiques, de la mécanique, du microscope, de la chimie et... des observations scrupuleuses... Le public, mieux policé, se tournera un jour, mieux qu'il n'a fait jusqu'ici, à l'avancement de la médecine... On ne lui laissera aucune observation sans être enregistrée; on aidera ceux qui s'y appliquent, on perfectionnera l'art de faire de belles observations, et encore celui de les employer pour établir des aphorismes... Le public sera en état de donner plus d'encouragement à la recherche de la nature et *surtout à l'avancement de la médecine*, et alors cette science importante sera portée bien fort au delà de son présent état et croîtra à vue d'œil (1). »

D'une lettre que le même Leibniz écrivait à

(1) Leibniz, *Œuvres philosophiques*, avec Introduction de P. Janet; Paris, 1866, t. I.

l'abbé Bignon, à la date du 26 mai 1714, nous extrayons : « Les sciences vont refleurir. Il serait à souhaiter qu'on prît soin un peu plus qu'on ne fait des avancements de la médecine pratique, en distinguant la simple hypothèse d'une conjecture, la conjecture vraisemblable de la certitude des faits ; mais surtout qu'on s'attachât davantage à faire et à enregistrer des observations... Je ne considère plus les mathématiques pures que comme un exercice servant à pousser l'art de penser, car pour la pratique, tout y est presque découvert depuis les nouvelles méthodes ; mais il n'en est pas de même de la physique, où nous ne sommes que dans le vestibule (1). »

Leibniz était déjà persuadé que l'anatomie est d'une utilité indispensable pour le chirurgien, et il souhaitait qu'on poussât l'étude de la dissection jusqu'à ses plus extrêmes limites. Il affirmait sa conviction qu'un jour viendrait où, grâce aux progrès de l'art, on arriverait à guérir certaines maladies réputées incurables.

Leibniz a présidé à la transformation des idées philosophiques qui s'opéra au dix-huitième siècle ; mais c'est surtout sous l'égide de Bacon et de ses doctrines, que matérialistes

____

(1) *Chronique médicale*, 1er avril 1908, **223**.

et sensualistes s'essayèrent à saper les bases de la métaphysique. La physiologie s'offrit à éclairer la psychologie, et au besoin, à se substituer à elle.

Un médecin du régiment des Gardes françaises, La Mettrie, tombé malade devant Fribourg, ayant constaté que l'amoindrissement des facultés intellectuelles suit l'affaiblissement des organes, en inféra que la pensée est un produit de l'organisation. Et sait-on par qui son système fut le plus âprement combattu ? Par un autre médecin, dont on n'attendait pas l'intervention en cette affaire, par notre redouté confrère Marat.

Marat estime que l'ouvrage de La Mettrie est « un mauvais recueil d'observations triviales, de fades et faux raisonnements métaphysiques ; en un mot, un système où, sans rendre raison de l'influence réciproque de l'âme et du corps, l'auteur rapporte tout à la dernière de ces substances, et ne reconnaît que la matière dans un être pensant et libre, capable de vertu et de remords (1) ».

Un des promoteurs de l'École philosophique écossaise, Thomas Reid, qui, lui, aussi, avait

____

(1) *De l'homme, des principes et des lois de l'influence de l'âme sur le corps et du corps sur l'âme.* Amsterdam, 1775, 3 vol. in-12 : cf. *Marat inconnu*, par le docteur CABANÈS.

étudié la médecine, s'est efforcé de montrer les bénéfices que peut retirer la psychologie des connaissances physiologiques. C'est l'époque où Royer-Collard introduisait les doctrines des Écossais à Paris (1), en même temps que Barthez les faisait connaître à Montpellier.

Quelques années auparavant, Maine de Biran avait publié un mémoire sur le système de Gall, un autre sur le somnambulisme, le sommeil et les songes ; un troisième, sur les rapports du physique et du moral. Dans ces divers mémoires, il avait su tirer parti des travaux des physiologistes, à l'instigation et sur les conseils de son ami, l'aliéniste Royer-Collard, le frère du philosophe. Notons, en passant, l'influence qu'a eu le système de Gall sur la direction moderne de la justice et du droit, en atténuant la responsabilité par la notion de relativité (2).

Loin de nous la prétention d'avoir donné une revue complète des différentes doctrines philosophiques auxquelles des médecins ont apporté le concours de leur science. Combien d'oublis pourrait-on nous reprocher? Il est un nom, toutefois, que nous aurions garde de pas-

(1) De l'influence de la philosophie écossaise sur la philosophie française, par M. BOUTROUX, professeur à la Faculté des lettres de Paris (Extrait de la *Revue française d'Edimbourg* ; Edinburgh, 1897).

(2) A. EYMIN, *Médecins et Philosophes*, 254.

ser sous silence : il appartient à un homme dont l'œuvre embrasse tout le domaine de la physiologie, « l'inventeur et le législateur de la science physiologique », vous avez nommé Claude Bernard.

Qui fut plus philosophe que ce physiologiste ? « Non seulement, écrit le professeur Grasset (1), il proclame utile et nécessaire l'union de la science et de la philosophie ; mais, à côté et en dehors des faits dont il analyse si bien le déterminisme, il proclame la nécessité des idées générales. Il complète ainsi, par la critique expérimentale, l'induction baconienne, trop étroitement envisagée par beaucoup. »

Claude Bernard avait, de bonne heure, reconnu que la séparation de la science et de la philosophie ne pouvait être que nuisible au progrès des connaissances humaines. « Cette union solide de la science et de la philosophie, écrivait-il, est utile aux deux, elle élève l'une et contient l'autre. Les lettres, la philosophie et les sciences doivent s'unir et se confondre dans la recherche des mêmes vérités ; car si, dans le langage des écoles, on sépare, sous le nom de *sciences de l'esprit*, les lettres et la philosophie des sciences proprement dites qu'on

(1) *L'Évolution médicale en France au dix-neuvième siècle.*

appelle les *sciences de la nature*, ce serait une grave erreur de croire qu'il existe pour cela deux ordres de vérités, distinctes ou contradictoires : les unes, philosophiques ou métaphysiques ; les autres, scientifiques ou naturelles. Non, il ne peut y avoir au monde qu'une seule et même vérité, et cette vérité entière et absolue, que l'homme poursuit avec tant d'ardeur, ne sera que le résultat d'une pénétration réciproque et d'un accord définitif de toutes les sciences : soit qu'elles aient un point de départ en nous, dans l'étude des problèmes de l'esprit humain ; soit qu'elles aient pour objet l'interprétation des phénomènes de la nature qui nous entourent. Les sciences de l'esprit ont dû se manifester d'abord et ont été appelées les premières à régner sur le monde ; mais aujourd'hui, dans leur gigantesque essor, les sciences de la nature remontent jusqu'à elles et veulent les pénétrer en les éclairant par l'expérience. »

On a pu dire de Claude Bernard qu'il fut vraiment un « maître des intelligences ». Il a agi sur la pensée contemporaine comme, en leur temps, Descartes, Pascal, Buffon et Cuvier. Pour mesurer cette influence, il convient de mentionner cette corrélation, que Claude Bernard a été le contemporain d'Auguste Comte et de Littré, d'une part ; de Leconte de

Lisle, Flaubert, Renan et Taine, d'autre part.

« L'action de la science, fait observer, à ce propos, le professeur Grasset, fut considérable sur cette révolution qui, vers 1850, fit passer la littérature française, du romantisme individualiste, auto-observateur et subjectif, qui ne sait que son âme et ne veut décrire qu'elle, au naturalisme (ou réalisme) observateur, objectif, impersonnel et impassible, qui s'affirme dans l'histoire, la critique, le roman, même au théâtre et dans la poésie, et qui est en quelque sorte le résultat de la pénétration de l'esprit scientifique dans les diverses branches de la pensée et de l'activité humaines. »

On ne saurait mieux résumer la thèse que nous nous sommes proposé de développer.

Quels ont été, en effet, les éducateurs de toute la génération littéraire du second Empire ? Sainte-Beuve et Balzac. Or, en toutes circonstances, Sainte-Beuve s'est réclamé de notre discipline, reconnaissant que son « fond véritable » était « Lamarck et la physiologie ». « Ma curiosité, aimait-il à dire, mon désir de tout voir et de tout regarder de près, mon extrême plaisir à trouver le vrai relatif de chaque chose et de chaque organisation, m'entraînaient à cette série d'expériences qui n'ont été pour moi qu'un *long cours de physiologie morale.* »

Quant à Balzac, il ne se vantait point, en s'in titulant « docteur ès sciences sociales ». Jules Claretie nous le disait un jour : Balzac était plus qu'un romancier et un littérateur, c'était vraiment un *médecin*. Taine l'a bien jugé, qui écrit : « Les médecins n'ont pas de plus grand plaisir que la découverte d'une maladie étrange ou perdue : il (Balzac) est médecin, il fait comme eux... Il commençait à la façon, non des artistes mais des savants. *Au lieu de peindre, il disséquait.* » Et ailleurs : « Partout où il y a une difformité ou une plaie, Balzac est là, *il fait son métier de physiologiste.* » Elles sont de Taine ces définitions du romancier de la *Comédie humaine :* « C'est le musée Dupuytren in-folio ; c'est un beau champignon d'hôpital, c'est Molière médecin, c'est Saint-Simon peuple (1). »

Sur l'électricité nerveuse, sur les fonctions psychiques, sur la sélection (Balzac fut un évolutionniste avant la lettre), sur les « forces inconnues », il a eu plus que des prévisions, des précisions qui nous déconcertent.

Bien avant les romanciers naturalistes, Balzac a pressenti le parti que peut tirer le littérateur de l'observation directe ; il a entrevu

(1) TAINE, *Nouveaux essais de critique et d'histoire :* Balzac, 140.

l'influence des milieux sur la formation et le développement de l'individu : par là il fut véritablement un précurseur. Quelle clairvoyance dans ce passage que ne désavouerait pas l'École de la Salpêtrière : « Aujourd'hui, les mystères du Sabbat, si souvent peints par les peintres du seizième siècle, ne sont plus des mystères. Les Égyptiens ou Bohémiens, cette nation étrange venue des Indes (*sic*), faisait tout uniquement prendre le haschich à leurs clients. Les phénomènes produits par cette conserve expliquent parfaitement le chevauchage sur les balais, la fuite par les cheminées, les visions réelles, pour ainsi dire, des vieilles changées en jeunes femmes, les danses furibondes et les délicieuses musiques, qui composaient les fantaisies des prétendus adorateurs du diable. Aujourd'hui tant de faits avérés authentiques sont issus des sciences occultes, qu'un jour ces sciences seront professées, comme on professe la chimie et l'astronomie. » Avec son étonnante faculté de *voyant*, Balzac a lu dans le futur : on n'a pas encore créé une chaire d'occultisme, mais on étudie les « forces inconnues » avec l'attention que méritent des questions qui préoccupent, à l'heure présente, les savants les plus qualifiés.

D'une curiosité inlassable, Balzac s'était éga-

lement intéressé aux pratiques du magnétisme;
il avait une foi si ferme dans sa vertu curative
qu'il s'était improvisé magnétiseur au service
de ses amis et de ses proches.

Nul ne parlait, à son époque, de suggestion
hypnotique : la chose, à défaut du mot, se
trouve dans une de ses œuvres, datée de 1836.
Précurseur, Balzac le fut non seulement des
Bernheim, des Liébeault et de l'École de Nancy
il le fut encore de Lombroso et de l'École lom-
brosienne : les théories du criminel-né, du criminel d'habitude, celles même de la contagion
du crime, Balzac les a montrées vivantes, en
pleine action.

N'a-t-il pas, en outre, décrit l'asphyxie par
l'oxyde de carbone, dans *Melmoth réconciliée ;*
le rôle du phosphore sur le système nerveux,
dans la *Recherche de l'absolu ?* Ne s'est-il pas
révélé pathologue, en créant M. de Mortsauf,
le héros du *Lys dans la vallée ;* clinicien, dans
le *Père Goriot* et la *Peau de chagrin ;* thérapeute,
en prescrivant la cure d'altitude et la cure de
silence, alors que la médecine les ignorait encore ; aliéniste, dans la remarquable lettre
qu'il envoyait à Moreau de Tours pour le remer-
cier de son beau livre sur le génie et la folie ?
Qu'il se soit renseigné auprès de médecins ou
d'hommes de science, ou que sa merveilleuse

intuition l'ait servi, suppléant à l'expérimentation, il n'en est pas moins vrai que « si quelque goût des certitudes positives nous est revenu » (1), c'est à Balzac, en partie, que nous en sommes redevables.

Ste-Beuve, Balzac, et nous devons leur joindre Stendahl, devaient enfanter Flaubert et Alexandre Dumas fils ; mais aussi, Taine et Renan. Si Taine « mélange sans cesse l'ordre scientifique avec l'ordre esthétique », l'appareil de Renan est « moins sensible, moins physique ». Selon l'expression de Ch. Maurras, l'exégète de la *Vie de Jésus* « n'allait point caparaçonné de science ; comme chez tous les animaux supérieurs, son squelette était dissimulé sous la chair, son armature lui était intérieure ; est-ce la peine de dire qu'elle était forte et que, si les sciences morales, l'histoire, la philologie comptent Renan pour un de leurs maîtres, il était informé de la substance des sciences naturelles et de leurs changements principaux » ? Chez Renan, son penchant pour les méthodes scientifiques est tenu en bride par une réserve et un goût qui en tempèrent l'excès ; mais n'avons-nous pas vu qu'il regrettait parfois, non sans

____

(1) Ch. Maurras, L'esprit scientifique a-t-il pénétré les lettres contemporaines ? (*France médicale*).

une pointe de mélancolie, de ne pas s'être
adonné à nos études, pour lesquelles il se sen-
tait un invincible attrait? Pour Renan plus que
pour Victor Hugo, qui en a inventé la formule,
le beau doit être le serviteur du Vrai.

La vérité, qui la poursuivit avec plus de
constance ? Elles sont de Renan, ces phrases
qui équivalent à une profession de foi : « La
vérité est, quoiqu'on dise, supérieure à toutes
les fictions. On ne doit jamais regretter d'y
voir plus clair... (1). » Et, à une autre place :
« Le devoir de l'homme est de se mettre devant la vérité, dénué de toute personnalité,
prêt à se laisser traîner où voudra la démonstration prépondérante... Dans la recherche de
la vérité, on s'interdit d'avoir un désir, une
tendance, un attachement personnel (2). » Un
homme de laboratoire, un Claude Bernard ne
se serait pas autrement exprimé.

Celui qui se voue à la recherche du vrai, où
peut-il mieux trouver son emploi que dans
l'histoire ? C'est un tort de prétendre que
« l'histoire demeure, chez les historiens même,
essentiellement littéraire ». Parce qu'elle est
fondée sur des témoignages et des documents
« dont le sens et les rapports sont suscepti-

(1) RENAN. *Souvenirs d'enfance et de jeunesse*, XII-XIII.
(2) Id., *ibid.*, 297.

bles d'une infinité d'interprétations », et qu'elle est souvent « incapable de vérifier ses hypothèses par des observations ou des expériences vraiment scientifiques », il ne s'ensuit pas que l'historien qui, s'élevant au-dessus d'une sèche chronologie, prétend redonner vie à des âges disparus, ne fasse œuvre de résurrection et, en faisant de la psychologie, ne fasse souvent, voire à son insu, de la psycho-physiologie. Par là, l'histoire sort de la littérature, pour reprendre rang dans la science.

Sans doute, cette psychologie des historiens est dénuée de tout esprit et de toute méthode scientifique : pour cette raison, les savants ne sont-ils pas justifiés de leur offrir leur concours, même si celui-ci n'est pas sollicité ? Assurément, l'idéal serait que le même homme pût réunir en lui l'érudition du chartiste et la science du médecin, la compétence du biologiste et la pénétration du psychologue ; mais n'est-ce pas demander l'à peu près impossible ?

L'historien peut fournir au médecin des matériaux d'étude, lui indiquer le sujet où il réclame son intervention. Ce libre échange intellectuel est susceptible de donner les plus heureux résultats. La vérité historique apparaîtra bien plus nettement, dans certains cas déterminés, après les investigations du médecin dans un champ jusqu'alors exploré par les seuls historiens. C'est à spécifier ces 'cas que nous nous attacherons par la suite.

Il n'est plus à démontrer que certains événements historiques ne sauraient être expliqués qu'avec l'aide des procédés de la science. Qu'on nous entende bien : loin de nous la prétention de ramener l'histoire tout entière à une série de problèmes de psychologie morbide ; nous ne prétendons pas davantage faire intervenir, comme mobiles des événements, l'unique facteur physiologique ou pathologique; nous n'aspirons qu'à fournir une contribution, la contribution scientifique, à l'étude des questions où celle-ci nous paraît devoir apporter d'utiles éclaircissements. L'historien ne risque-t-il pas de s'égarer, de commettre des erreurs lourdes, s'il se mêle d'interpréter tel événement ou tel personnage, muni de notions scientifiques imparfaites, cueillies au hasard de ses rencontres médicales et qui donneront une apparence de fausse science à une trop hâtive assimilation ?

Callimaque, qui fut le médecin des bandes impériales, avait, au dire de Bordeu (1), une

(1) THÉOPHILE DE BORDEU, *Recherches sur l'histoire de la médecine*, 194.

singulière prétention au sujet de l'histoire : il disait que c'est aux médecins à l'écrire, parce qu'ils sont disciples d'Esculape, lequel était fils d'Apollon, c'est-à-dire fils du Père des Sciences et du Protecteur des Muses. Cette raison de Callimaque, remarque à ce propos notre médecin-philosophe, était ridicule ; mais sa prétention l'était-elle autant ? S'il est vrai, comme Montaigne l'affirmait, que le véritable moyen de connaître les hommes de la plus grande réputation, César, Pompée et leurs semblables, serait de savoir comment ils se conduisaient dans leurs ménages et non point à la tête des armées, qui pourrait, mieux que les médecins, peindre les hommes considérés sous ce point de vue ? Faisons abstraction du côté ironique de cette dernière réflexion de Bordeu et retenons-en seulement que, sous le personnage, il est souvent nécessaire de découvrir l'homme, et que nul, plus que le médecin, n'est mieux qualifié pour le peindre *intus et in cute*.

Mais sont-ce les seuls services que le médecin puisse rendre à l'historien ? Sans nous attarder à énumérer toutes les applications de la pathologie à l'histoire, ce qui sera l'objet des chapitres suivants, nous terminerons par une anecdote, qui témoigne en quelle estime des historiens, d'une autorité incontestée, ont tenu les travaux des médecins adonnés à la critique médico-historique.

Il fut un temps où l'histoire romaine était en grande faveur : une notice médico-légale sur le meurtre de Jules César, présentée à l'Académie de médecine, recueillait les suffrages de cette Assemblée d'élite et, à cette occasion, l'auteur du travail, Dubois (d'Amiens), recevait les félicitations du ministre de l'Instruction publique en personne. On conte qu'à la réception du 1er janvier suivant, l'Excellence pressa vivement l'éminent secrétaire perpétuel de l'Académie, d'éclairer de ses lumières quelques points obscurs des crimes des Césars. — « Faites-nous maintenant l'histoire de l'empoisonnement de Britannicus », dit Victor Duruy au docteur Dubois. Mais les préoccupations de celui-ci étaient ailleurs et la solution de ce problème médico-historique fut ajournée.

Dans une autre circonstance, V. Duruy écrivait à notre érudit confrère, le docteur Corlieu, qui lui avait fait part de ses recherches sur les morts des rois de France «... On nous rendrait service, à nous autres historiens, si l'on soumettait toutes les morts tragiques de personnages importants à une sérieuse étude médicale. Pour Charles IX, je me suis hâté de remplacer la fameuse sueur de sang par une phtisie:

c'est plus prosaïque, mais le procès-verbal d'autopsie ne permet pas de conserver la tradition (1). » Et l'illustre homme d'État ajoutait, en manière de post-scriptum : « *La physiologie devient le fond de la médecine, celui d'une partie de l'histoire.* »

Pouvait-on plus explicitement formuler le programme d'une science qui en était à ses premiers balbutiements, et mieux délimiter les frontières qu'elle n'est pas autorisée à franchir ?

(1) Dès 1863, par conséquent dix ans avant le docteur Corlieu, dont le livre sur *la Mort des Rois de France* date de 1873, le docteur C. Saucerotte s'élevait contre la prétendue sueur de sang de Charles IX ; il notait que l'autopsie de ce prince avait prouvé qu'il avait succombé à une affection pulmonaire. « Il mourut subitement en rejetant le pus d'une vomique formée dans le poumon gauche. » *L'Histoire et la philosophie dans leurs rapports avec la médecine*, 104 ; cf. *les Morts mystérieuses de l'Histoire*, par le docteur CABANÈS, première série de l'édition en deux volumes.

CHAPITRE III

De l'utilité de la psychologie pour le médecin
— L'histoire est-elle une science positive ?
—Les relations de l'histoire avec les diverses
sciences, et plus spécialement avec la médecine.

> « C'est un des bienfaits des
> études historiques d'agrandir et de
> éconder les idées. » Malgaigne.

> « L'étude de l'histoire agrandit
> notre vie, le souvenir du passé élar-
> git le présent. » Gustave Planche.

Afin de dissiper tout malentendu, principalement celui qu'aurait pu faire naître l'exposé
que nous avons fait, de l'invasion de plus en
plus grandissante de la biologie dans les diverses branches de l'activité intellectuelle et
sociale, une déclaration de principe nous paraît de prime abord s'imposer.

S'il n'est pas contestable que la sociologie et
la politique, la littérature et les arts, la philo-

sophie et l'histoire se soient laissé pénétrer par la science de la vie, il ne s'ensuit pas que celle-ci soit devenue « l'incarnation du seul mode de connaissance que nous puissions avoir ». La biologie a des limites qu'il importe de déterminer et, comme l'a écrit Alfred Fouillée (1), « cette étude des bornes du savoir, si grande et si belle en soi, offre plus d'intérêt encore, quand ce sont les savants eux-mêmes qui, arrivés aux frontières de leur science, plantent eux-mêmes la borne ».

N'est-ce pas chimère que de tenter, par exemple, de faire rentrer la métaphysique dans la science des phénomènes communs à tous les vivants ? N'éprouve-t-on pas des difficultés quasi insurmontables à passer du déterminisme, loi de tous les êtres qui vivent, au libre arbitre et à la responsabilité, base de toute morale ? La morale biologique ne saurait être que la morale de l'intérêt : ce qui exclut la morale tout court ; ou une morale tellement contraire à la véritable, qu'elle aboutit à la suppression de celle-ci : la morale sans obligation ni sanction, assimilable de tous points à la religion sans surnaturel.

(1) ALFRED FOUILLÉE, *l'Avenir de la métaphysique fondée sur l'expérience* (Alcan, 1889) ; cité par GRASSET, *les Limites de la biologie* (1902), 9.

De ce que le psychologue ne saurait désormais se passer des lumières de la physiologie, notamment celle du système nerveux, qu'on ne nous fasse pas dire que la psycho-physiologie puisse remplacer *toute* la psychologie. Certes, l'élément physiologique est loin d'être négligeable pour l'explication des phénomènes psychologiques, qu'il s'agisse de la psychologie individuelle, ou de la psychologie collective ; mais « les faits de conscience forment un monde à part, et la science de ces faits doit être distincte de toutes les autres sciences, y compris la physiologie (1). » Cela n'empêche que « les phénomènes de l'intelligence et de la conscience, quelque inconnus qu'ils soient dans leur essence, exigent pour se manifester, des conditions *organiques* ou *anatomiques*, des conditions *physiques* ou *chimiques*, qui sont accessibles à ses investigations, et c'est dans ces limites exactes que le physiologiste circonscrit son domaine (2) ».

Toute la pathologie et la thérapeutique mentales, pourrait-on dire, reposent sur ces données. Comme l'écrit un médecin imprégné

____

(1) Telle est l'opinion de LACHELIER (*Du fondement de l'induction*), de RENOUVIER (*Histoire et sélection des problèmes métaphysiques*), de FOUILLÉE, etc.

(2) CL. BERNARD, *Discours de réception*.

4

d'esprit philosophique, « la vie de la raison a ses troubles et ses maladies... C'est spécialement dans le sein de la métaphysique qu'il faut aller prendre la lumière pour diriger le traitement des fureurs maniaques, des fureurs mélancoliques, et de mille autres éclipses, totales ou partielles, de l'intelligence... Un médecin profond fait de cette science l'application la plus éclairée, et sa thérapeutique morale est un excellent modèle de philosophie ». Et ce médecin ajoute très sensément : « De ce qu'on n'a pas déterminé, jusqu'à présent, quels sont les moyens organiques propres à saisir spécialement tel ou tel genre d'idées, faut-il en conclure que l'organisation n'influe pas à divers degrés sur l'étendue des forces intellectuelles ? »

Des philosophes sont allés jusqu'à prétendre que seul, le médecin peut traiter de la métaphysique : « Il n'appartient, dit l'un d'entre eux, qu'à celui qui a pratiqué longtemps la médecine, d'écrire de la métaphysique ; c'est lui seul qui a vu les phénomènes, la machine tranquille ou furieuse, faible ou vigoureuse, saine ou brisée, délirante ou réglée, successivement imbécille (*sic*), éclairée, stupide, bruyante, muette, léthargique, vivante ou morte (1). »

(1) *Discours sur les rapports de la Médecine avec les Sciences physiques et morales*, par J.-L. ALIBERT, 79 ; cf. 84-6.

N'exagérons rien : si la tendance de la physiologie moderne est de chercher à expliquer les phénomènes intellectuels au même titre que tous les autres phénomènes de la vie ; s'il est démontré que « là comme partout, les propriétés naturelles des tissus constituent les moyens nécessaires à l'expression des phénomènes vitaux », force est de reconnaître que « nulle part, ces propriétés ne peuvent nous donner la raison première de l'arrangement fonctionnel de ces appareils... Il faut donc bien se garder de confondre les propriétés de la matière avec les fonctions qu'ils accomplissent (1)».

S'ensuit-il qu'il y ait contradiction entre les sciences physiologiques et la métaphysique ? Là encore, Claude Bernard nous donne la véritable formule : « Les sciences physiologiques rattachent l'étude des facultés intellectuelles aux conditions organiques et physiques qui les expriment, tandis que les sciences métaphysiques négligent ces relations, pour ne considérer les manifestations de l'âme que dans la marche progressive de l'humanité ou dans les aspirations éternelles de notre sentiment. »

« La vraie religion de l'âme, écrit de son côté Renan, réside dans un empyrée où le mou-

(1) CLAUDE BERNARD, *loc. cit.*

vement de tous les autres cercles ne saurait l'atteindre. Le monde roulera durant l'éternité sans que la sphère du réel et la sphère de l'idéal se touchent. La plus grande faute que puissent commettre la philosophie et la religion, est de faire dépendre leurs vérités de telle ou telle théorie scientifique et historique ; car les théories passent et les vérités nécessaires doivent rester. L'objet de la religion n'est pas de nous donner des leçons de physiologie, de géologie, de chronologie ; qu'elle n'affirme rien en ces matières et elle ne sera pas blessée (1). »

Littré pensait de même, quoiqu'il l'ait exprimé différemment : « Ce qui est au-delà de la science positive, soit, matériellement, le fond de l'espace sans bornes, soit, intellectuellement, l'enchaînement des causes sans terme, — est absolument inaccessible à l'esprit humain. Mais inaccessible ne veut pas dire nul et non avenu ; c'est un océan qui vient battre notre rive, et pour lequel nous n'avons ni conque ni voile, mais dont la claire vision est aussi salutaire que formidable (2). »

La tentative d'inféodation *complète* de la psy-

----

(1) *Revue encyclopédique*, 1ᵉʳ nov. 1892.
(2) Science et christianisme, par H. DE LACOMBE, in *le Correspondant*, oct.-déc. 1906, 875.

chologie à la physiologie sera, croyons-nous, toujours vouée à un échec. Cela, encore une fois, n'implique pas que la psychologie puisse se passer de la physiologie (1), mais la physiologie n'est pas *toute* la psychologie. De même que la physique ne saurait se passer de la mathématique, de même la psychologie ne doit dédaigner la physiologie ; mais elles peuvent exister toutes les deux indépendamment l'une de l'autre, comme la physique et la mathématique sont deux sciences nettement distinctes.

Il n'est plus à démontrer que la psychologie a d'étroits rapports avec la médecine ; certains ouvrages d'Aristote et de Descartes, pour ne citer que ceux-là, ne sont-ils pas autant des ouvrages de physiologie que de psychologie ? Dans des temps plus modernes, l'*Optique physiologique* d'Helmholtz contient autant de psychologie que de physiologie. Wundt, fonda-

(1) Dans une lettre au naturaliste Trouessart, le philosophe Caro montre l'intérêt qu'il y aurait à réconcilier physiciens et philosophes. « Comme la philosophie, dit-il, gagnerait à se rapprocher intimement de la science positive, à s'en nourrir, à s'en pénétrer, pour substituer à ses théories, un peu vides, les lois de plus en plus générales de la réalité, ces lois qui, à mesure qu'elles vont se généralisant, se rapprochent à leur tour de plus en plus des belles conceptions de la métaphysique ! » *Catalogue Noël Charavay*, mars 1914.

teur du premier laboratoire de psychologie expérimentale, était professeur de physiologie, etc.

Est-il juste de prétendre que la médecine étant une science d'observation et la psychologie une science de raisonnement, ces deux sciences doivent être entièrement distinctes l'une de l'autre? Encore faudrait-il démontrer que la psychologie n'est pas, elle aussi, une science d'observation, que les faits mentaux internes ne sont pas des faits aussi réels que les phénomènes du monde extérieur.

A chaque modification de la conscience correspond une modification des centres nerveux ; mais on ne préjuge pas la question de savoir si celle-ci est la cause de celle-là. La tâche du psycho-physiologiste est de déterminer les équivalences entre les deux séries de phénomènes ; lorsque ces équivalences seront établies, et elles ne pourront l'être qu'empiriquement, l'état intellectuel ou émotionnel d'un sujet fournira des renseignements absolument précis sur son mécanisme cérébral. Mais il faudra, pour arriver à ce résultat, que l'anatomie des centres nerveux, comme la physiologie du cerveau, aient réalisé de nouveaux progrès. Quoi qu'il en soit, il est hors de conteste que les médecins doivent se familiariser avec la psychologie, afin que celle-ci puisse leur rendre des services positifs, et parce qu'à leur tour, ils peuvent rendre des services positifs à la psychologie (1).

Si nous passons au domaine historique, nous devons tenir pour exact que, *dans une certaine mesure*, les sciences sociales se détachent « des spéculations métaphysiques, pour se souder aux sciences naturelles ». « Plus on ira, écrivait Littré il y a plus d'un demi-siècle, plus on sentira que les études biologiques sont l'indispensable préliminaire des études sociologiques ou historiques (2). »

Mais plus la sociologie a de liens avec la biologie, plus il importe d'en marquer l'indépendance. « La sociologie n'est point une science de déduction, c'est une science d'observation. » Il y a cette différence entre la sociologie et la biologie, que, dans celle-ci, l'état statique et anatomique est le fondement de

(1) La nécessité de cette entr'aide a été nettement mise en lumière par M. le docteur ED. CLAPARÈDE, privat-docent à l'Université de Genève, dans un très attachant travail, publié dans la *Revue médicale de la Suisse romande* (21ᵉ année, 1901, 597-609). L'auteur arrive à ces conclusions, que la psychologie n'est pas seulement utile à la médecine, mais encore à la sociologie, à la politique et, principalement, à la pédagogie. « En voilà assez pour justifier les prétentions à la vie de la psychologie. »

(2) *La Science au point de vue philosophique*, 351.

l'état fonctionnel, alors que l'évolution est l'élément premier, essentiel, de la sociologie. La sociologie sera peut-être un jour une chimie sociale; elle tient encore beaucoup de l'alchimie (1). » L'histoire ne se confond pas encore avec la sociologie, elle est, en attendant, selon l'expression de Fustel de Coulanges, « le grand musée, le grand laboratoire de la sociologie ». L'histoire ainsi entendue n'est donc qu'une science en voie de formation, une science rudimentaire et pas encore constituée.

On ne saurait émettre, d'autre part, la prétention qu'il n'y ait qu'une conception de l'histoire, la conception matérialiste. Autant il serait absolu de prétendre que, seuls, les hommes font les événements, autant il paraîtrait absurde d'accepter cette théorie désespérante, que « les choses humaines sont un enchaînement dans lequel un fait sort nécessairement d'un fait et produit, non moins nécessairement, un autre fait (2). » Accepter le bien-fondé d'une pareille thèse, à propos de l'histoire, serait refuser de réserver une place au libre jeu des facultés et des volontés humaines.

(1) ALBERT SOREL, *Nouveaux Essais d'histoire et de critique* (1898) : L'individu et l'État.
(2) DRAPER, *les Conflits de la Science et de la Religion.*

La psychologie ne doit pas, évidemment, se borner à des études abstraites sur l'âme humaine, en isolant les divers phénomènes psychiques soit des conditions organiques, soit des influences extérieures : d'une pareille méthode peut sortir une belle et forte doctrine morale, mais non une véritable théorie scientifique ; la psychologie doit encore, ce nous semble, chercher les rapports de l'être pensant, sentant, voulant, avec l'organisme, avec la nature extérieure, avec la société dont il fait partie ; mais il y a un écueil dont il faut se garder : en ramenant l'histoire à une sorte de physiologie sociale, où la personnalité s'efface sous l'action irrésistible des causes économiques et naturelles, « l'âme des peuples, ainsi que l'a dit un philosophe (1), comme l'âme des grands individus qui les représentent dans le drame historique, disparaît de la scène, pour faire place à cette force des choses, que les uns nomment la *fatalité*, les autres *Providence*... On en conclut, au nom de la science, à une philosophie de l'histoire qui ne compte ni avec la liberté ni avec la conscience des hommes. Ici encore, y aurait-il, entre la science et la conscience, une de ces

____

(1) Et. VACHEROT, *Revue des Deux Mondes*, 1ᵉʳ juillet 1869.

contradictions qui feraient craindre que les droits de celle-ci n'eussent à souffrir des progrès de celle-là ? »

Il n'est pas douteux que l'homme, en présence des forces de toute espèce, physiologiques, physiques, économiques, sociales, qui paralysent son action, ne puisse toujours leur opposer une résistance efficace ; mais en regard de ces forces aveugles, ne peut-il mettre les forces morales, qui, dans le développement de l'humanité, ont bien eu leur rôle à jouer ? « Ces deux puissances de l'histoire, nous reprenons l'argument du philosophe cité tout à l'heure, font chacune leur œuvre suivant leurs lois propres. La première obéit aux lois de la force, la seconde à celles de la conscience et de la raison. Voilà... ce qu'il faut distinguer, si l'on veut rétablir l'entente entre la science et la conscience en histoire et dans tout le domaine des sciences morales. »

Il ne faudrait pas laisser croire que le champ sociologique soit devenu l'apanage exclusif des naturalistes, parce que les sociétés ont été assimilées à des organismes : n'a-t-on pas été jusqu'à comparer la circulation de la monnaie à la circulation du sang ? Cette terminologie pourrait faire illusion ; il ne convient pas de lui attribuer plus d'importance qu'elle n'en a réellement. M. Seignobos a écrit, sur ce sujet, des lignes qui sont des plus judicieuses : « En transformant… des caractères abstraits en réalités organiques, on a construit un système de métaphores. Puis on a appliqué à ces métaphores les lois constatées par l'observation directe des vrais organismes : subordination des fonctions, adaptation, sélection, atrophie, développement des organes. La première condition pour opérer ainsi eût été de prouver l'identité (ou du moins la ressemblance) de nature entre un organisme biologique et une société, c'est-à-dire un groupe d'hommes ayant les mêmes usages, les mêmes goûts ou le même souverain. Or, on n'a pu indiquer que des analogies métaphoriques, et on a négligé le caractère fondamental qui distingue les faits sociaux, le caractère subjectif (1). »

Ces artifices de langage attestent, à coup sûr, une tentative d'emprise de l'histoire ou plutôt de la sociologie, sur un domaine où on ne la rencontrait guère autrefois ; mais gardons-nous d'en tirer l'induction d'une identification absolue entre la sociologie et la biologie. Tenons-nous en, sur ce point, à la réflexion si mesurée

____

(1) *La Méthode historique appliquée aux sciences sociales ;* Paris, 1901, 130-2.

de Tarde : « Les hommes ne sont pas que des anthropoïdes et la sociologie ne doit pas être l'étude seule des facteurs moraux. »

En réalité, conclurons-nous avec le professeur Grasset, « il n'est nullement nécessaire de contester la valeur de nos connaissances en biologie et en sociologie, pour séparer et complètement distinguer les deux sciences. Il suffit de montrer que, si elles ont des lois communes, *toutes leurs lois ne sont pas communes.* » En voulant identifier la société humaine avec les sociétés animales, on fait trop bon marché du libre arbitre et de la notion du progrès, de l'élément liberté et de l'élément moralité. Que les hommes soient soumis, comme les animaux, aux lois générales de la vie, nul ne le conteste, mais à condition de les tenir pour « des animaux singuliers, non pas seulement par leur complexité, mais par leur conscience. Ce sont, en un mot, des organismes capables d'idéal et cet idéal pourra intervenir jusque dans la concurrence naturelle (1). » En d'autres termes, « les sociétés humaines ne sont pas des troupeaux » (GRASSET). Et nous terminerons ces considérations générales par cette citation appropriée de Guizot : « Il y a, dans

(1) BOUGLÉ, La sociologie biologique et le régime des castes (*Rev. philos.*, 1900).

l'histoire des peuples, deux séries de causes, à la fois essentiellement diverses et intimement unies : les causes naturelles, qui président au cours général des événements ; et les causes libres qui viennent y prendre place... Les hommes sont, dans l'histoire, des êtres actifs et libres, qui y produisent des résultats et y exercent une influence dont ils sont responsables. Les causes fatales et les causes libres, les lois déterminées des événements et les actes spontanés de la liberté humaine, c'est là l'histoire tout entière (1). »

Il est un autre passage de Guizot, qui nous le montre préoccupé d'assimiler l'histoire aux sciences biologiques.

« Les faits proprement dits, les événements extérieurs visibles, écrit l'historien de la Civilisation, sont le corps de l'histoire : ce sont les membres, les os, les muscles, les organes, les éléments matériels du passé; leur connaissance et leur description constituent ce qu'on pourrait appeler *l'anatomie historique*. Mais, pour la société comme pour l'individu, l'anatomie n'est pas toute la science. Non seulement les faits subsistent, mais ils

(1) Guizot, *l'Histoire de France racontée à mes petits-enfants* (Lettre aux éditeurs).

tiennent les uns aux autres ; ils se succèdent et s'engendrent par l'action de certaines forces, qui agissent sous l'empire de certaines lois. Il y a, en un mot, une organisation et une vie des sociétés comme de l'individu. Cette organisation a aussi sa science, la science des lois cachées qui président au cours des événements. C'est la *physiologie de l'histoire*.

« Ni l'anatomie, ni la physiologie ne sont l'histoire complète et véritable. Vous avez énuméré les faits, vous savez suivant quelles lois générales et intérieures ils se sont produits ; connaissez-vous aussi leur physionomie extérieure et vivante ?... L'anatomiste et le physiologiste soupçonneraient-ils l'homme s'ils ne l'avaient jamais vu vivant ? La recherche des faits, l'étude de leur organisation, la reproduction de leur forme et de leur mouvement, voilà donc l'histoire telle que la veut la vérité... »

Est-il besoin d'ajouter que Guizot ne parle que par images, qu'il n'emprunte à la science que sa langue, sans même soupçonner ses méthodes (1) ?

(1) Il est peut-être excessif de parler d' « esprit » et de « caractère vraiment scientifiques », à propos de Guizot, et d'écrire qu' « il fut le premier à disséquer une société selon le même procédé compréhensif, impartial, parfait, que celui d'un anatomiste qui dissèque le corps d'un ani-

La page que nous venons de citer de Guizot, soulève une question qui appelle une réponse précise : l'histoire peut-elle être assimilée à une science positive, comme le sont les sciences dites exactes ?

Il est manisfeste qu' « un fait social est toujours individualisé par le temps : il ne se produit qu'une fois dans le cours des âges et ne se reproduit plus jamais d'une façon identique (1) » ; c'est, au contraire, le propre des phénomènes physiques de se reproduire dans les mêmes conditions d'expérimentation, de telle sorte que leur répétition puisse être formulée en loi. L'histoire, elle, ne se répète jamais, qu'en apparence.

L'historien observe, l'historien déduit, ou plutôt il constate les déductions que le temps a tirées ; mais il ne peut, à l'exemple du chimiste, isoler un fait et le reproduire par des expériences multipliées, afin de l'étudier sous toutes ses faces et d'en faire sortir une loi. Qu'il s'illusionne au point de considérer l'hu-

mal ». Déclarer qu'il fut « le premier à étudier les fonctions de l'organisme social de la même manière, systématique et scrupuleuse, qu'un physiologiste étudie les fonctions de l'organisme animal », est franchement dépasser les limites de l'hyperbole. Pour cette fois, M. R. FLINT (*la Philosophie de l'Histoire*, t. I, 280-1), nous semble avoir été assez mal inspiré.

(1) XENOPOL, *la Théorie de l'Histoire* ; Paris, 1908, 78.

manité comme « un immense creuset, où tous les phénomènes de la vie des peuples et des individus se manifestent dans des conditions différentes de temps et de lieu, ce qui permet d'aller saisir, sous la variété infinie des formes, certaines lois permanentes qui sont les lois mêmes de l'esprit humain », il lui faut cependant reconnaître qu'on « n'arrive point, par cette méthode, à des prévisions certaines (1). »

La science de l'histoire, sans préjuger de ce qu'elle peut devenir plus tard, est encore très loin d'être une science exacte, comme l'astronomie. Elle ne nous fournit aucun moyen de calculer le cours des nations avec précision et rigueur, comme nous calculons le cours des astres, de prédire qu'à telle ou telle époque, une nation sera ceci ou cela, comme nous pouvons prédire qu'à une certaine date, un astre arrivera à tel point de l'espace (2).

Il y a, remarque le mathématicien Joseph Bertrand (3), entre les démonstrations de la science, fondées sur des expériences à la Lavoisier ou à la Pasteur, qui, renouvelées

(1) V. Duruy, *Une dernière page d'histoire romaine* (*Revue des Deux Mondes*, 15 mai 1884).

(2) R. Flint, *la Philosophie de l'Histoire*, traduction L. Carrau, t. I, 237.

(3) Discours à l'Académie française, en recevant M. Gaston Paris, 28 janv. 1897.

mille fois, réussissent mille fois, et les inductions de l'érudition, quelque ingénieuses qu'elles soient, la même différence qu'entre la *certitude catégorique* et la *certitude problématique.*

La science est le système des généralisations, elle a pour but de tout ramener à des lois générales ; dans le domaine de l'histoire, au contraire, la complexité et la multitude des faits sont telles, qu'ils résistent à tout essai de les soumettre aux procédés scientifiques ; qu'ils ne peuvent être ni ramenés à aucune généralisation, ni encadrés en aucune loi (1). « Toute certitude qui n'est pas une démonstration mathématique n'est qu'une extrême probabilité, » c'est Voltaire qui l'a proclamé (2) ; « il n'y a pas, ajoute-t-il, d'autre certitude historique. » Il semble donc que les historiens doivent se contenter de la vraisemblance, à défaut de la vérité. Pour Renan, la vraisemblance est comme « le grand signe du vrai » : lorsqu'on ne peut atteindre sûrement la vérité des « circonstances matérielles » — et peut-on jamais l'atteindre ? — la seule condition est de faire un

(1) De la civilisation moderne, par M. CHARLES DE RÉMUSAT. *Revue des Deux Mondes*, 1ᵉʳ nov. 1858.

(2) VOLTAIRE, *Dict. philosoph.*, art. *Histoire*, sect. III : Incertitude de l'histoire.

récit vraisemblable, dans lequel « rien ne détonne (1) ».

Tite-Live (2) admettait que « dans les événements anciens, il suffit que les faits soient vraisemblables et qu'on puisse les accepter pour vrais ».

Pour Nisard (3), « la vraisemblance est la lumière de l'histoire », ce qui signifie qu'on ne peut espérer rien au delà.

Voltaire (4) donne la réponse du bons sens allié à l'esprit : « Réduisez l'histoire à la vérité, vous la perdez : c'est Alcine dépouillée de ses prestiges. »

Chateaubriand (5) reconnaissait qu'il avait écrit sur l'histoire, mais qu'il n'était pas historien (6) ; et Renan (7), déjà cité, appelle l'histoire « la plus ironique et la plus incongrue

(1) « Le grand signe qu'on tient le vrai est d'avoir réussi à combiner les textes d'une façon qui constitue un récit logique, vraisemblable, où rien ne détonne... Ce qu'il faut rechercher, ce n'est pas la petite certitude des minuties, c'est la justesse du sentiment général, la vérité de la couleur. » *Vie de Jésus.*

(2) *Annales*, V, 21.

(3) *Hist. de la littér. franç.*, t. I, 2.

(4) *Mélanges philos.* : Lettres chinoises et intimes.

(5) De Marcellus, *Chateaubriand et son temps.*

(6) « Çà et là son génie intelligent et poétique se révèle par des pages admirablement inspirées, où il a vu la vérité et retrouvé le passé par divination plutôt que par analyse. » C. Jullian, *Extraits des Historiens français*, LXVI.

(7) Renan, *Souvenirs d'enfance et de jeunesse.*

des associations d'idées (1) ». Le charme de l'histoire, dit de son côté l'auteur des *Drames byzantins* (2), est d'être une incomparable maîtresse d'ironie ».

L'histoire, nous y insistons, quoiqu'elle vise à l'exactitude, que les récits qui la constituent réclament l'ordre et la clarté, n'est pas assimilable à une science. Elle est un système, si l'on veut, mais de particularités, non de généralités; elle recueille, classe des faits particuliers, dans un enchaînement que la raison accepte du temps : d'où certaines vérités générales, qui tendent à éclairer l'avenir par les leçons du passé (3); l'histoire n'a tout au plus qu'un point de commun avec la science, c'est que, comme celle-ci, elle est en perpétuel devenir : « elle est perpétuellement en train de se faire ».

On s'est demandé si l'histoire, ne pouvant être considérée comme une science, devrait l'être comme un art : d'aucuns ne lui reconnaissent que ce seul mérite. On a prôné, dès

(1) N'est-ce pas encore Renan qui traite les sciences historiques de « petites sciences conjecturales, qui se défont sans cesse après s'être faites, et qu'on négligera dans cent ans ? » *Op. cit.*, chap. IV : Le Séminaire d'Issy.

(2) M. CHARLES DIEHL, *op. cit.*, 67.

(3) « Le présent est tout plein du passé. » CHARLES DE RÉMUSAT.

lors, l'intuition, en histoire comme ailleurs. « De l'art, si elle retenait quelque chose, ce serait une intuition de la vie, une certaine dose de pénétration psychologique, qui peut aider l'histoire, qui peut faire la vocation d'historien, mais qui ne supplée pas à la méthode scientifique (1). »

Certains ont réclamé la culture, chez le futur historien, du « sens de la vie ». Cela revient encore à dire que l'histoire devrait être plus subjective qu'objective, et que chacun la verrait à travers son tempérament. Si ce tempérament est d'un artiste, les faits seront transposés dans l'histoire sous forme d'art, et on aura un Michelet, un Augustin Thierry. Mais à ce jeu, ne risque-t-on pas de porter une sérieuse atteinte à l'exactitude ? Les moyens d'expression pourraient dissimuler à tel point l'ossature, que l'on arriverait bientôt à se passer totalement de celle-ci. Inversement, il est à craindre que les progrès de l'érudition réduisent le rôle de l'art ; ce que gagnerait ainsi la science, l'art le perdrait.

En somme, il y aurait deux variétés d'historiens : ceux qui proscrivent le sentiment et l'inspiration, suppriment le pittoresque et le drama-

____

(1) *Rev. de synthèse historique,* article de M. HENRI BERR.

tique, ne tolèrent dans la forme que les qualités de la prose scientifique, n'ont souci que de l'exactitude ; et ceux qui recherchent les ornements du style, voient la réalité à travers leur *moi*, peignent plutôt qu'ils ne décrivent.

Mais n'est-il pas des savants doués d'un tempérament d'artiste ? Une opinion a cours, qu'une science profonde ne peut se concilier avec les artifices de la narration, comme si, dans tous les ordres d'idées, et dans le domaine historique comme ailleurs, l'art et la science n'étaient pas faits pour se donner la main. L'historien a besoin de science pour critiquer les textes, analyser et réunir les faits selon leurs rapports de dépendance ; et, s'il n'est, par surcroît, un artiste, il ne saura rendre la vie aux documents qu'il aura colligés, ni aux personnages qu'il s'efforcera de faire revivre. Comprendre et juger, composer et enchaîner, c'est affaire au savant ; traduire, expliquer, décrire, c'est le propre de l'artiste (1) ; mais les deux peuvent se trouver réunis dans le même individu ; rares, il est vrai, sont ces privilégiés.

Quoi qu'il en soit, si l'Histoire veut s'élever à la dignité de science, il faudra que l'histo-

______

(1) Voir sur ce débat, le chapitre : l'Art et la Science, dans les *Nouveaux Essais d'histoire et de critique*, d'ALBERT SOREL.

rien emprunte à celle-ci ses méthodes. Il n'est pas niable qu' « une vérité historique n'a presque jamais la certitude d'une loi physique ; la nature morale de l'homme, surtout de l'homme social, échappe beaucoup plus à nos investigations que la matière ; et personne, apparemment, ne s'aviserait d'attribuer à un excellent ouvrage d'histoire la même valeur dogmatique qu'à un traité de chimie (1) ».

Pour que l'histoire soit admise à prendre rang parmi les sciences, il est, avant tout, nécessaire qu'elle ait fait « preuve d'aptitude à constater des lois (2) » ; or, il en est pour prétendre que, « malgré les progrès récemment accomplis... les généralisations en forme de loi manquent presque complètement dans les connaissances historiques (3) ».

Telle était l'opinion de Leibniz (4) : « L'Histoire s'oppose... à l'observation, domaine des propositions universelles contingentes, et à la science, domaine des propositions universelles nécessaires. L'histoire, en effet, si elle est la

(1) Paul Guiraud, L'œuvre historique de Fustel de Coulanges (*Revue des Deux Mondes*, 1ᵉʳ mars 1896).

(2) Bourdeau, *l'Histoire et les Historiens*, 1890, t. I, 328.

(3) Benjamin Kidd, *Évolution sociale*, trad. Le Monnier, 1896, 27.

(4) *Leibniz historien*, par Louis Davillé ; thèse de doctorat ès lettres de Paris, 1909, 340.

source des observations, ne se confond pas avec elles, c'est-à-dire avec l'expérience, pas plus qu'avec les démonstrations, qui constituent la science ou la philosophie, conçue comme l'ensemble des sciences théoriques. En un mot, *l'Histoire étant l'ensemble des faits singuliers, se distingue de la Science, considérée depuis Aristote comme le domaine des faits généraux.* »

Toute autre est la conception de la philosophie positive (1). D'après cette doctrine (2), une science est subordonnée à une autre et ne peut prendre naissance et se constituer sans les notions et les secours que cette autre lui fournit. Ainsi, l'astronomie et la physique ne peuvent naître et se constituer sans la mathématique, la chimie sans la physique, la biologie sans la chimie, enfin la sociologie sans la biologie.

(1) Cf. E. Littré, *Littérature et Histoire*, Paris, 1877 ; et *la Science au point de vue philosophique*, 1884, *passim*.

(2) On sait que, selon Auguste Comte, l'esprit humain est passé par trois états successifs : l'état théologique, l'état métaphysique, l'état scientifique. Littré a fait justement observer que « cette loi des trois états ne comprend ni le développement industriel ni le développement moral, ni le développement esthétique » ; de plus, Comte a pris pour trois états successifs, trois modes coexistants de la pensée ; pour trois époques, trois aspects des choses. Flint, à qui est due cette remarque, dit encore que cette conception, dont le père de la philosophie positive s'est attribué l'originalité, a été émise bien avant lui, notamment par Jean Bodin, Turgot et le philosophe Saint-Simon (R. Flint, *la Philosophie de l'Histoire*, t. I, 24-5, 148-150, 152, 157-8, 315, note).

Ce rigoureux enchaînement montre comment et pourquoi est de date si récente la science historique, la dernière venue dans cette hiérarchie (1). Comme elle est subordonnée à la science de la vie, laquelle est elle-même sous la dépendance des sciences physiques et chimiques, celle de l'histoire est la plus compliquée de toutes et constituée la dernière. Ses progrès dépendent du progrès des autres sciences qui concourent à sa formation et à son développement.

Avec la *mathématique*, l'histoire trouve une des conditions de certitude qui, jusqu'ici, lui a fait défaut : on n'a pas à démontrer l'importance de l'évaluation numérique, pour la constatation des faits. « Les chiffres, dit Gœthe (2), gouvernent le monde et nous apprennent comment le monde est gouverné. »

En même temps que la *statistique* fournit l'état et le mouvement de la population, les éléments de richesse, le degré d'instruction, le niveau de moralité d'un peuple (3), l'*ethnogra-*

(1) « Ce n'est que longtemps après que l'induction fut devenue familière aux physiciens, longtemps après que Bacon en eut exposé la théorie générale, qu'elle fut réellement appliquée dans le domaine de l'investigation historique. »

(2) Entretiens avec Eckermann, 31 janv. 1830.

(3) V. l'étude du D' J.-W. Bonnier, *La statistique et ce qu'elle nous enseigne*, dans la *Clinique*, de Montréal, juillet 1920.

phie enseigne parmi quelles races ou sous-races s'est recrutée la population, leur proportion, leur mélange, etc.

Certains n'ont-ils pas entrepris d'expliquer toute l'histoire par l'inégalité essentielle des races humaines (1) ? Selon ces novateurs, « les migrations des peuples et le mélange de leur sang seraient les seules causes de tout ce qu'on est dans l'usage d'attribuer au climat, aux religions, aux lois, aux événements ; ou plutôt, les religions, les lois, les événements mêmes auraient leurs sources dans les veines des nations (2). »

Comme la statistique, la *démographie* est fondée sur des nombres et, à ce titre, elle atteint un degré de précision auquel peu de sciences annexes de l'histoire peuvent prétendre. Le regretté E. Levasseur en a montré les avantages, dans une page qu'on ne relira pas sans profit : « Si la démographie relève des mathématiques par ses méthodes, écrit l'éminent économiste, elle est incontestablement, par ses résultats, une des branches considérables de l'économie sociale. A la politique qui imprime aux nations

____

(1) M. DE GOBINEAU et ses disciples ou ses plagiaires : cf. CAMILLE SPIESS, *la Conception gobinienne de la race ;* Paris et Genève, 1917.

(2) CH. DE RÉMUSAT, *loc. cit.*

leur marche générale, à l'administration qui les gouverne, à la philosophie qui les étudie, à l'économie politique qui cherche le meilleur emploi de leurs forces productives, et s'applique, depuis Malthus, à déterminer les lois de la population, à la médecine qui défend l'homme contre la maladie, il importe de bien connaître tous les éléments qui composent ces nations, de pénétrer le secret de leur organisme, d'analyser, en quelque sorte, la vie et la mort, d'en mesurer l'intensité et d'en discerner les causes, de chercher comment les sociétés se perpétuent par le renouvellement incessant des générations, et pourquoi le nombre des hommes augmente, diminue ou demeure stationnaire dans un pays, de démêler quelles conditions matérielles et morales favorisent ou entravent leur multiplication et exercent une influence sur leur bien-être, de pouvoir, par le rapprochement des phénomènes qui se produisent dans la composition et dans le mouvement des diverses populations du globe, comparer la force et la croissance, peut-être même, jusqu'à un certain point, prévoir l'avenir des États. Ces matières sont du ressort de la science démographique (1). »

(1) *Histoire de la population avant 1789 et démographie de la France comparée à celle des autres nations au dix-neuvième siècle,*

La démographie établit l'état de la population totale à une date donnée, sa densité, sa répartition par sexes, âges et professions, puis sa tendance à varier d'après la natalité, la mortalité et les migrations (1). Le chiffre des naissances donne la mesure de la fécondité d'une nation ; celui des décès révèle sa constitution pathologique.

On a de bonne heure reconnu que l'histoire est sous l'étroite dépendance de la *géographie* (2). Hippocrate (3) signale déjà l'action exercée par le milieu sur la vie humaine. Bodin, Montesquieu, l'abbé Du Bos, etc., ont reconnu l'influence du climat (4) ; Buffon (5), celle du sol et de ses productions naturelles : « La terre fait les plantes ; la terre et les plantes font les animaux ; la terre, les plantes et les animaux font l'homme. »

précédée d'une Introduction sur la statistique, t. 1 ; cf. *Revue des Sciences et des Lettres*, 1889, 484.

(1) BOURDEAU, *l'Histoire et les Historiens*, 295 ; SEIGNOBOS, *la Méthode historique appliquée aux sciences sociales*, 262 et suiv.

(2) Herder croyait que, sans la Méditerranée, l'Europe serait aussi arriérée que l'Afrique ; Karl Ritter explique, par la seule configuration des côtes, la suprématie historique de l'Europe.

(3) *Des airs, des eaux et des lieux.*

(4) On sait que cette théorie des climats a été également appliquée à la littérature. Nous en reparlerons, à propos de Taine.

(5) *Des animaux sauvages : Introduction.*

Grâce à l'*astronomie*, il a été possible de déterminer la date de quelques événements reculés, de marquer le point de départ d'êtres ou d'époques (1). « L'astronomie nous fait dépasser toute conception planétaire.... par l'astronomie, la science humaine sort de la terre, embrasse l'univers, arrive à entrevoir comment la terre s'est formée dans le système solaire... Le *Système du monde* de Laplace est l'histoire du monde avant la formation de la planète Terre, de la terre dans son unité avec le soleil. En réalité..., l'histoire du monde, c'est l'histoire du soleil (2). »

D'ailleurs, la *chimie* du soleil n'est-elle pas la même que celle de la terre ? Mais la chimie « nous révèle des faits antésolaires ; elle nous fait atteindre une époque de l'histoire où la distinction des systèmes du monde n'existait pas, au moins dans certaines régions de l'espace ». Aussi a-t-on pu dire que la chimie est « l'histoire de la plus vieille période du monde, l'histoire de la fondation de la molécule ». En tout cas, elle a précédé l'astronomie, « puisqu'elle nous révèle des lois et un développement antérieurs à l'existence individuelle des globes célestes ; par elle, nous plongeons dans

(1) Voir la note 1 de la page 398, de BOURDEAU.
(2) RENAN, *Rev. des Deux Mondes*, 1863.

le monde où il n'y a ni planète ni soleil ; nous dépassons la période solaire, nous sommes en pleine période moléculaire ». Au delà n'existe que la période atomique, « règne de la mécanique pure, mais contenant déjà le germe de tout ce qui devait suivre : à savoir, la période moléculaire, où la chimie apparaît ; la période solaire ; puis, la période planétaire, où la planète Terre commence d'exister, suivie de la période où celle-ci poursuit les évolutions successives que révèle la géologie, où la vie se montre, où la *botanique*, la *zoologie*, la *physiologie* commencent à avoir un objet ». Toutes ces périodes, en y joignant celle « s'étendant depuis le jour où il y a eu sur la terre des êtres méritant le nom d'hommes, jusqu'au temps historique », ont précédé la période historique. Au résumé, pour emprunter le mot de Renan (1), ce qu'on appelle l'histoire est l'histoire de la dernière heure.

Ce qui a frappé surtout les êtres humains, dès l'origine du monde, ce sont les grands cataclysmes. L'apparition des comètes, d'un tremblement de terre, d'une éclipse a souvent coïncidé avec quelque catastrophe. ou l'a précédée

(1) *Revue des Deux Mondes*, 15 oct. 1863.

de peu : l'historien Justin n'hésite pas à voir dans ces accidents la cause de la chute et de l'élévation des empires (1).

Un fait remarquable et qui n'a pas échappé à quelques observateurs, c'est qu'il est rare de voir disparaître des hommes qui ont joué dans l'humanité un rôle de premier plan, sans noter en même temps le bouleversement des éléments, « comme si la nature voulait porter leur deuil, et témoigner sa douleur de leur perte ». La mort de Jésus fut suivie d'un tremblement de terre ; celle de Napoléon survint le jour d'une horrible tempête ; un brouillard épais plongea les êtres et les choses dans l'obscurité le jour où Gœthe expira (2).

S'agirait-il, en cette circonstance, d'un phénomène de télépathie ? Qui sait, suggère un de nos confrères (3), si « la brusque cessation de la pensée chez un cerveau puissant, au potentiel élevé », ne suffirait pas « pour troubler l'harmonieuse continuité de la matière et pour en rompre l'équilibre » ? L'explication est, à tout le moins, ingénieuse.

(1) JUSTIN, *Histoires Philippiques*, XXXVII, 2, cité par MOU-GEOLLE, *les Problèmes de l'Histoire*, 318.

(2) Voir notre mémoire sur « les Influences météorologiques en médecine » (*Bull. général de thérapeutique*, 23 août 1907, 260).

(3) Docteur PERRIER, *la Médecine astrologique* (Thèse de Lyon, 1905).

Des savants, que nous n'oserions soupçonner de s'être divertis à soutenir un paradoxe, ont mis en relief le rôle primordial joué dans l'histoire par les phénomènes météorologiques. Nous citons leur texte, sans y apporter la plus légère modification, entendant leur en laisser la responsabilité entière. Nous cédons la parole à M. Ch. Nordmann, astronome de l'Observatoire de Paris (1).

L'irruption des Cimbres, qui préluda, deux siècles avant Jésus-Christ, aux invasions barbares qui devaient submerger l'Empire romain, fut causée par un raz de marée qui dévasta les territoires occupés par ce peuple au bord de la mer du Nord. Si aujourd'hui tant de gens, dans les parages de la Cannebière, arborent fièrement le nom sonore de Marius, la faute en est à ce raz de marée. Petites causes, grands effets !

L'antiquité nous fournit des centaines d'exemples analogues. Mais si nous passons au déluge, aux temps modernes, veux-je dire, l'étude météorologique de l'Histoire ou, si l'on veut me permettre l'expression, la *météorologie historique* n'est pas moins suggestive.

La Révolution française est due à des causes politiques et sociales d'autant mieux connues que plusieurs subsistent encore comme devant. Il n'en est

(1) Les lignes que nous reproduisons ci-dessus ont paru dans *le Matin*, sous la signature de M. Charles Nordmann, « astronome de l'Observatoire de Paris », le 28 avril 1913.

pas moins vrai qu'elle fut déclenchée par deux événements météorologiques qui portèrent à son comble la misère du peuple français et firent déborder pour lui le vase d'amertume : ce fut d'abord un orage à grêle sans précédent qui, le 13 juillet 1788, traversa tout le territoire, des Pyrénées aux Flandres, ruinant tout sur son passage ; et ensuite l'hiver (1), qui fut d'une rigueur inouïe, entre le 24 novembre 1788 et le 14 janvier 1789, et sema grande désolation au doux pays de France. Est-ce par hasard que 1789, 1830, 1848, les trois grandes dates où la Révolution déploya sur l'Europe ses ailes sanglantes et magnifiques, furent précédées chacune d'un hiver exceptionnellement rigoureux ?

La pluie qui, à Tchataldja, à Moukden, et jadis à Waterloo (2) ou à Crécy, parut dans les batailles comme un *deus ex machina*, joue dans la politique intérieure des nations un rôle lénifiant et pacifique. Lafayette se montra fin météoropsychologue, lorsque le soir du 5 octobre 1789, il dit au roi, inquiet du peuple qui était venu gronder sous ses fenêtres :

(1) V. un intéressant article de Guillaume Depping : L'hiver qui précéda la Révolution (1788-1789), d'après le *Journal inédit d'un bourgeois de Paris* et les documents du temps (*Revue Bleue*, 23 mars 1889, 357 et suiv.).

(2) La pluie qui tomba le jour de Waterloo aurait été, suivant l'opinion de quelques-uns, « la cause du retard qui permit à Blücher de réunir ses forces à celles de Wellington, et de lancer, au moment décisif, des troupes relativement fraîches sur des soldats épuisés par une nuit sans repos, passée en plein air sous l'eau tombant sans répit ». *Les Indiscrétions de l'Histoire*, par le docteur Cabanès, t. VI, 308 ; cf. *Pourquoi Napoléon perdit la bataille de Waterloo*, Br. in-8, signée E. L. M. (Emile Le Maout).

« Sire, allez dormir tranquille ; il n'y aura plus de désordre aujourd'hui : il pleut. » Mieux que la police et l'armée, une bonne averse contient les passions populaires. La douche calme les individus agités ; la douche céleste fait de même aux foules.

A côté de la pluie, le vent tient son rôle historique avec honneur. Si le 7 octobre 1493, jour où Colomb voulait rebrousser chemin faute d'une terre entrevue, le vent avait poussé ses caravelles un peu plus vers le sud, la carte politique de l'Amérique ne serait pas ce qu'elle est aujourd'hui. Le 11 août 1805, quand Villeneuve se disposait, sur l'ordre de son maître, à venir devant Boulogne embarquer la Grande Armée, si le vent n'avait pas tourné subitement du sud au nord, Napoléon eût dicté la paix à Londres et abattu sans retour l'Angleterre. Au lieu de cela, Villeneuve dut relâcher à Cadix, non loin de Trafalgar. Ce petit changement anémométrique, en sauvant l'Angleterre, fut cause de bien des événements.

D'ailleurs, Albion fut souvent favorisée par les dieux qui président à la météorologie, et en d'autres temps elle eût élevé sans doute des temples au vieil Éole : que fût-il advenu d'elle, en effet, sans la tempête, qui en 1588, détruisit fort à propos l'invincible Armada ? On sait le mot mélancolique de Philippe II d'Espagne : « j'avais envoyé mes flottes combattre des hommes et non des éléments ». Cette tempête est à l'origine de la grandeur de l'Angleterre.

Le brouillard a causé l'événement le plus important de la guerre de Trente ans : la mort de Gustave-Adolphe, tombé grâce à lui dans un parti ennemi. Le coup de foudre qui, le 2 juillet 1505, éclata auprès de Martin Luther et lui fit faire vœu d'être moine, a déclenché des choses qui ont remué les peuples pendant des siècles.

Le froid, en 1794-1795, assura le succès de nos armées aux Pays-Bas, et permit à la cavalerie de Pichegru de prendre d'assaut la flotte hollandaise. C'est le froid, en revanche, qui déchaînant contre Napoléon le terrible hiver de 1812, entraîna la chute du colosse.

Ainsi, conclut notre auteur, « la météorologie sera peut-être un jour une des branches les plus curieuses de la science. En étudiant les événements de l'Histoire, parallèlement aux documents météorologiques (et cette étude n'est pas même ébauchée), on est sûr de faire des découvertes suggestives et utiles ».

Il y a longtemps, d'ailleurs, qu'on a remarqué l'influence de la température sur les passions humaines ; nous n'en voulons d'autre témoignage que ce passage du livre d'un mémorialiste du seizième siècle, le sieur Guillaume de Castelnau, premier maître d'hôtel de Charles IX : « Les grandes chaleurs de cette année (1564) correspondaient aux esprits violents qui ne se pouvaient contenir au repos ; ainsi existaient divers remuements en plusieurs endroits du royaume, comme au pays du Maine, Anjou, Touraine, Auxerrois et Guyenne. »

Les émeutes, les révolutions ont presque

toujours eu lieu pendant la saison chaude (1) ;
la prise de la Bastille s'est produite le 14 juillet ; la guerre de 1870 et celle de 1914, ont
éclaté aux mois de juillet et d'août. Serait-ce
que la colère des foules ou des partis monte-
rait avec le thermomètre ?

Le pouvoir des saisons varie en raison de
l'idiosyncrasie, de la constitution individuelle.

Le chancelier de Chiverni engageait le duc
de Guise, dit le *Balafré*, à ne point inviter
Henri III pendant les grands froids : la gelée
occasionnait, chez ce prince, des accès de fureur qu'il ne pouvait maîtriser. Le terrible
dictateur du Paraguay, le docteur Francia, sen-
tait sa raison s'égarer quand soufflait le vent
du Nord qui, dans cette contrée, est à la fois
humide et chaud : dans ces moments, ce moderne Tibère envoyait à la mort et faisait
fusiller, sous le plus futile prétexte, quantité
d'innocentes victimes de ses fureurs (2).

Certains ont cru devoir mettre en avant des
modifications survenues dans la constitution
même de l'épiderme terrestre, pour expliquer
les changements observés dans l'histoire de

(1) Nous renvoyons de nouveau à notre étude sur « les
Influences météorologiques en médecine », publiée dans le
Bulletin général de thérapeutique des 15 et 23 août 1907.

(2) *De l'influence des climats sur l'homme, et des agents physiques sur le moral*, par le docteur FOISSAC.

l'humanité (1) : n'a-t-on pas attribué à la malaria la chute prématurée de civilisations (2), comme la civilisation étrusque, de même que la décadence de Rome et des autres cités latines ?

« Aujourd'hui encore, nous sommes gouvernés par des accidents qui eurent lieu bien avant l'existence de l'homme. On peut dire avec vérité que la *géologie* tient le secret de l'histoire. » Et, à l'appui de cette assertion, Renan complète sa pensée par cette démonstration :

Quel événement égala jamais en importance les hasards qui ouvrirent le Pas-de-Calais, le Bosphore ; les circonstances purement fortuites (dans le sens tout relatif de ce mot), qui réglèrent la forme des con-

(1) Cf. le chap. IV de l'ouvrage de MOUGEOLLE, *les Problèmes de l'Histoire*.

(2) On a pu dire que « la civilisation est la victoire croissante des lois mentales (c'est-à-dire intellectuelles) sur les lois physiques ». « Les grands changements dans la civilisation d'un peuple, écrit Ch. de Rémusat, dépendent seulement de trois choses : la masse de connaissances réunies par les hommes les plus intelligents et les plus habiles ; la direction que tout ce savoir a prise et les objets auxquels il s'applique ; enfin et surtout, le degré de diffusion que les lumières ont atteint, et la liberté avec laquelle elles pénètrent dans toutes les classes de la société. Il faut donc partir de ce principe : la totalité des actions humaines est gouvernée par la totalité des connaissances humaines. » Non seulement la science fait des progrès plus rapides que la moralité, mais elle a des résultats plus durables.

tinents, les sinuosités des mers, la proportion des surfaces émergentes et des surfaces submergées, la nature des sous-sols destinés à chaque race, et qui ont eu une influence si capitale sur la destinée de chacune d'elles ? Que fût-il arrivé, si entre la Méditerranée et les mers du couchant et du nord ne se fût pas allongée cette terre prédestinée à être le cœur de l'humanité ; si l'Islande et le Groënland, inclinés de quelques degrés vers le sud, eussent livré une route plus anciennement ou plus régulièrement suivie d'un continent à l'autre ? Toute la destinée de la planète Terre est ainsi, je ne dis pas expliquée, mais explicable. Depuis l'heure où elle mérita un nom à part dans le système solaire, jusqu'au point où nous la voyons arrivée, il y a certes pour nous d'innombrables lacunes et obscurités ; mais nous saisissons une chaîne suivie, une loi de progrès, une marche du moins où tout se lie, où chaque moment a sa raison d'être dans le moment antérieur.

Dans un autre ordre d'idées, l'*archéologie* a, surtout depuis le siècle dernier, considérablement étendu le domaine de l'histoire ; les fouilles des archéologues ont ressuscité des villes disparues, ensevelies sous la poussière de leurs monuments.

La *philologie*, cette archéologie du langage, a rendu et rend tous les jours aux historiens de précieux services. « La philologie et la *mythologie comparée* nous font atteindre des époques bien antérieures à tout document écrit.

L'homme, en effet, parla et créa des mythes avant d'écrire (1). »

Tout en reconnaissant le bénéfice que peut retirer l'histoire de la philologie comparée, Renan était loin de méconnaître les avantages, supérieurs peut-être, de l'anthropologie. « Ce que la philologie comparée est à l'histoire, l'*anthropologie générale* le sera à la philologie comparée. Cette dernière science prend l'humanité déjà divisée en familles ; l'anthropologie générale cherchera la loi de sa formation même. La philologie comparée, c'est l'histoire avant la réflexion ; l'anthropologie sera l'histoire avant le langage et avant la constitution des groupes d'idées qui, devenus le patrimoine de chaque race, dominent encore aujourd'hui la marche de l'humanité. »

Leibniz (2) reconnaissait, en outre, l'utilité pour l'historien de la *sigillographie*, de l'*héraldique*, de la *numismatique*, de l'*épigraphie*, de la *diplomatique*, et nous en oublions (3). Leibniz ne pouvait parler ni de la *radiographie*,

---

(1) E. RENAN, Les sciences de la nature et les sciences historiques (*Revue des Deux Mondes*, 15 oct. 1863).

(2) CH. DOUVILLÉ, *Leibniz historien*, 590 et suiv.

(3) La *graphologie*, par exemple, dont nous avons montré différentes applications à la psychologie historique (Marat, Mme Roland, Louis XVII, Guillaume II : *Chronique médicale*, passim).

dont on a récemment fait une ingénieuse application à la paléographie (1) ; ni de la *préhistoire*, qui n'était pas encore sortie des limbes du néant, à l'époque où il vivait.

C'est tout un monde, jusqu'alors inconnu, qui nous a été dévoilé par la préhistoire, laquelle a établi sur des bases sûres la chronologie du globe.

Quelques monuments mutilés, des débris de squelettes, des éclats de silex, voilà tout ce qui rappelle cette période de l'humanité. Ce n'est pas de l'histoire, à proprement parler, puisqu'il n'existe encore aucune manifestation écrite de la pensée ; et cependant, peut-on supprimer de propos délibéré toute une époque où un sol a existé, où des hommes ont vécu ou besogné, sous prétexte que l'écriture n'a pas consacré leur existence ?

Ces hommes ne sont-ils pas doublement nos ancêtres et nos pères, puisqu'ils nous ont transmis des gouttes de leur sang, et parce qu'ils ont créé les meilleurs morceaux de la France (2)? A défaut de textes, ils ont laissé leurs instruments de travail, les dessins de leur art.

(1) Rayons X et palimpsestes : *Chronique méd.*, 1ᵉʳ avril 1900, 214.

(2) CAMILLE JULLIAN, Plaidoyer pour la Préhistoire : *Revue Bleue*, 14 décembre 1907.

L'examen des ossements a servi à caractériser le type des populations vivant aux époques les plus reculées qu'on ait pu atteindre; les produits de l'industrie humaine qu'on a mis au jour, indiquent quelles furent leurs conditions d'existence; les armes, leur manière de combattre; les outils, leur façon de travailler; les débris de repas, leur régime alimentaire.

On a pu, d'altérations pathologiques des os, induire l'existence de certaines maladies; de certaines pertes de substance, une pratique chirurgicale relativement avancée.

On a de la sorte constaté que l'« avarie » existait déjà aux époques préhistoriques (1), alors que les documents les plus anciennement connus sur cette maladie ne vont pas au delà de l'Egypte pharaonique (2). Il y a longtemps, on le sait, que la science a établi que cette affection spécifique n'a pas été importée en Europe au quinzième siècle par les compagnons de Christophe Colomb, retour d'Amérique, puisqu'on en a découvert des traces à des temps bien antérieurs (3).

(1) *Chron. méd.*, 15 mars 1908, 193-4.

(2) Voir dans la *Chronique médicale* du 15 oct. 1900, p. 624 : Quelques lésions pathologiques au temps des Pharaons.

(3) Cf. La pathologie dans la céramique (péruvienne), in *Chron. méd.*, 1ᵉʳ août 1909, 501-2 ; dans la même revue, 1ᵉʳ déc. 1909, 774-5 : Maladies précolombiennes.

Les tumeurs malignes, comme le cancer, ne sont pas non plus une conquête récente de la civilisation : on a découvert en Égypte un os iliaque, de l'époque romaine, atteint d'un volumineux ostéo sarcome ; la pièce remonte à deux mille ans (1).

Comme nous, les hommes primitifs souffraient de maladies du foie et des reins, de l'athérome des artères, de lésions pulmonaires, de la goutte, etc. (2).

S'il faut en croire le docteur Marcel Baudouin, le médecin préhistorien dont les travaux font autorité, la goutte aurait été reconnue chez l'ours des cavernes, à l'époque de la pierre taillée ; chez l'homme, dès le néolithique ; à l'âge de fer, elle a dû avoir une importance aussi considérable que le rhumatisme chronique. Si on ne peut en prouver l'existence à la pierre polie, parce qu'elle ne présente pas de lésions osseuses spécifiques, on peut arriver cependant à la démontrer par la thérapeutique qu'on utilisait contre elle dès cette époque. Tout cela importe à l'histoire, car on a ainsi la preuve que celle-ci a des parchemins beaucoup plus anciens que ceux qu'on lui reconnaît.« Ce

(1) *Chron. méd.*, 15 juil. 1915, 204.
(2) *Chron. méd.*, 15 avril 1912, 240 : Ce que nous révèlent les momies.

vieux passé, comme l'enseignait Fustel de Coulanges, c'est encore le présent, car le présent en est formé. »

Toutes ces connaissances nouvelles nous amènent à modifier nos points de vue. Ainsi, pour nous en tenir à la médecine, si on s'en rapporte aux enseignements historiques, « la première fracture consolidée n'est connue que depuis telle date » : on fouille un dolmen et on trouve des fractures consolidées datant de la pierre polie. Mêmes résultats pour l'ostéite, les altérations dentaires (carie, polyarthrite alvéolaire, inclusions, dents bifides, etc.). De même pour les stations thermales : telle d'entre elles, dont on rapportait l'origine au moyen âge, a été reconnue exister au temps des Romains ; mais les préhistoriens venant à la suite des archéologues, en ont prouvé l'existence dès l'époque néolithique.

Des châteaux, historiquement connus par une charte du onzième siècle, ont été reconnus du neuvième ; des églises, qu'on disait des débuts du gothique, ont accusé des traces du mérovingien. Il y a plus : une île de l'Océan n'est connue que comme île, historiquement, au moyen âge ; la préhistoire démontre qu'elle a été presqu'île, dès l'époque grecque ou romaine.

Encore un des résultats de la préhistoire,

unie cette fois à l'*océanographie :* une île a disparu, l'Océanie, par exemple ; on explore les fonds sous-marins, on découvre les restes de l'île, sous forme de hauts-fonds, on fait des recherches à l'aide de scaphandriers, on trouve des vestiges sous-marins de l'époque romaine, voire même des mégalithes : l'effondrement est donc post-romain et non antérieur, de par la préhistoire.

La *paléontologie* a montré que la stérilité a été l'agent de la disparition des espèces et des races supérieures : or, l'espèce humaine est soumise à la même évolution. Tout récemment, dans une revue qui s'est placée à l'avant-garde du mouvement littéraire, l'auteur d'une très curieuse dissertation sur les causes de la chute de l'Empire romain, n'avançait-il pas qu'il serait « possible de sortir utilement de l'histoire », en demandant « un peu de lumière à une autre discipline, la paléontologie ? Comment et pourquoi les plus superbes espèces ont-elles disparu ? Les paléontologistes ont donné la réponse : « Pour les rameaux phylétiques (ce que nous appelons les espèces dans le langage courant), une évolution qui se termine par la mort, c'est la règle générale (1). »

(1) *Mercure de France*, 16 oct. 1919.

Les procédés de *mensuration anthropomé-trique*, s'aidant des renseignements historiques, ont permis des identifications posthumes, que l'histoire, réduite à ses seuls moyens d'information, eût été impuissante à obtenir (1).

L'ouverture des tombeaux nous a livré des secrets qui intéressent la médecine légale autant que la grande histoire : rappelons l'exhumation des restes de Voltaire et de J.-J. Rousseau au Panthéon (2) ; celle de Louis XVII au cimetière Sainte-Marguerite (3) ; du ministre Turgot (4) et du philanthrope Chamousset (5), dans des églises parisiennes.

(1) Notamment pour les crânes des musiciens HAYDN : *Chron. méd.*, 1ᵉʳ juin 1909, 350, et SÉBASTIEN BACH, *id.*, 1ᵉʳ février 1913, 80 ; du philosophe DESCARTES, *id.*, *ibid.*, 81 ; cf. *Légendes et Curiosités de l'histoire*, t. III : les Vagabondages d'un crâne.

(2) *Chron. méd.*, 1898 ; *Arch. d'anthr. crim.*, 1898, 590 ; *Rev. scient.*, 1899, 9 et 289.

(3) Voir les travaux, sur cette question, des docteurs MILCENT et RÉCAMIER, en 1846 ; — R. CHANTELAUZE, *les Derniers Chapitres de mon Louis XVII*; Paris, 1887 ; — Docteur FÉLIX DE BACKER, *Louis XVII au cimetière de Sainte-Marguerite*, enquêtes médicales ; Paris, Ollendorf, 1894 ; — Docteur M. BILHAUT, *Les ossements de L... XVII: Ann. d'orthopédie et de chir. pratiques*, t. VII, 8ᵉ année, n° 6, juin 1894 ; — G. MAUREVERT, Louis XVII à la Chapelle expiatoire et au cimetière Sainte-Marguerite : *La Plume*, fascicules 1 et 2 du numéro exceptionnel, consacré à la Question Louis XVII, 542-3 ; — LUCIEN LAMBEAU, *la Question Louis XVII; le Cimetière Sainte-Marguerite*; Paris, 1904, etc.

(4) *Chron. méd.*, 1899, 168.

(5) *Chron. méd.*, 1ᵉʳ nov. 1898.

Nous avons eu sous les yeux le protocole d'autopsie de l'amiral américain Paul Jones (1), reconnu et identifié, après cent treize ans d'inhumation, par nos confrères Capitan et Papillault.

Dans le cas de Louis XVII, l'examen du système dentaire a démontré que les débris exhumés appartenaient à un adolescent de 14 à 16 ans, par suite beaucoup plus âgé que l'était le Dauphin au moment de sa mort : la légende qui s'était créée autour de ce squelette d'inconnu croulait du même coup.

L'identité du prince impérial (Napoléon IV) ne fut admise sans conteste, qu'après que les dentistes du prétendant eurent reconnu certaines particularités dont ils avaient eu à s'occuper, du vivant du prince confié à leurs soins.

Toutes les sciences, on le voit, dont quelques-unes nées d'hier, ont apporté leur contribution à l'histoire, qui n'a pas à dédaigner leur aide ; pourquoi le pathologiste ou, si l'on préfère, le médecin, se verrait-il refuser un concours offert dans le seul but d'atteindre cette

---

(1) *Chron. méd.*, 15 oct. 1905 : cf. *Arch. d'anthropol. crim.*, 15 nov.-15 déc. 1905 ; et surtout « L'identification du cadavre de Paul Jones et son autopsie cent treize ans après sa mort », par MM. L. CAPITAN et PAPILLAULT : extrait des *Bull. et Mém. de la Soc. d'anthropol. de Paris.*

vérité qui se laisse si malaisément appro-
cher (1) ?

(1) « La vérité est une grande coquette ! Elle ne veut pas
être cherchée avec trop de passion. L'indifférence réussit
souvent mieux avec elle. Quand on croit la tenir, elle vous
échappe ; elle se livre quand on sait l'attendre. C'est aux
heures où on croyait lui avoir dit adieu qu'elle se révèle ;
elle vous tient, au contraire, rigueur quand on l'affirme,
c'est-à-dire quand on l'aime trop. » RENAN.

CHAPITRE IV

La Médecine, science auxiliaire de l'Histoire

Il nous a été pénible de constater que, dans le chapitre qu'il consacre aux « sciences auxiliaires », un professeur de l'Université de Paris (1) ait omis, comme à dessein, la *médecine*; cette lacune est peu explicable.

Certes, on a le droit de railler ceux qui veulent que l'historien acquière un ensemble de connaissances que plusieurs existences ajoutées bout à bout n'arriveraient pas à acquérir.

Mably, bien avant Mommsen (2), réclamait pour l'apprenti historien des notions de droit naturel, de droit public, de sciences morales et

(1) Ch.-V. Langlois, *Introduction aux études historiques*, ch. ii. Paris, 1898.

(2) Mommsen se flatte d'avoir largement contribué « à renverser les barrières que le hasard a souvent établies entre les sciences ». En réalité, il a été précédé par Leibniz, Mably et Auguste Comte. Ses considérations méritent

politiques (1). Daunou se montrait plus exigeant : il demandait qu'il eût « lu attentivement les grands modèles et, en première ligne, les chefs-d'œuvre de la poésie épique », les romanciers et aussi les historiens, anciens comme modernes. En second lieu, tout futur historien doit avoir approfondi « l'idéologie, la morale et la politique ; enfin, l'intelligence de plusieurs langues, quelquefois aussi des notions de physique et de mathématiques » ne lui seront pas inutiles.

Mais voici que, renchérissant sur Mably et Daunou, un historien anglais (2) veut que celui

néanmoins d'être retenues. « C'est une époque, écrit-il, qui appartient au passé, que celle où un historien ne voulait rien savoir du droit et où le juriste ne poussait ses recherches historiques que sur l'étroit territoire de sa spécialité ; que celle où lire les Digestes paraissait au philologue une occupation qui n'avait rien à faire avec sa partie, et où le romaniste ne connaissait de la littérature ancienne que le *Corpus juris ;* que celle où, entre les deux moitiés du droit romain, le droit public et le droit privé, la Faculté introduisait une ligne de démarcation ; que celle où un singulier hasard faisait de la numismatique et de l'épigraphie des sciences à part, spéciales, et où c'était une curiosité de voir, en dehors de ces deux domaines, une citation de monnaie ou d'inscription ; et si cette époque appartient au passé, peut-être a-ce été mon service, en tout cas mon bonheur, d'avoir contribué à ce résultat. » *Revue bleue,* août 1894, 191.

(1) MABLY, *De la manière d'écrire l'histoire*, 1873 : Premier entretien.

(2) E. A. FREEMAN, cité par LANGLOIS, *op. cit.*

qui se destine à l'histoire soit omniscient : philosophie, droit, finances, ethnographie, géographie, anthropologie, sciences naturelles, tout cela doit lui être familier. Sans doute, ce n'est qu'accidentellement que l'historien devra « se rendre chimiste accompli, en vue de la possibilité d'une occasion où la chimie l'aiderait dans ses études », mais « il est clair que l'historien travaillera mieux s'il sait la géologie ». N'en demandons pas tant, et formulons seulement le souhait que, *pour des cas déterminés*, l'historien recoure aux spécialistes susceptibles de l'éclairer et sollicite le concours de leurs lumières, si celui-ci est reconnu par lui nécessaire.

. . . .

Que l'on considère l'histoire comme « une sorte de psychologie sociale, ayant comme unique objet l'âme des individus et des peuples » ; ou une « véritable physiologie sociale, où l'influence des causes économiques (1) et physiques se combine avec l'action des causes morales et personnelles, pour produire ce résultat concret et complexe qu'on appelle

(1) Certains, tels que GABRIEL DEVILLE, *Principes socialistes*, 2ᵉ édit., 8-9, attribuent une influence, sinon exclusive, au moins prépondérante, au milieu économique, qui ne peut être « influencé que par des faits d'ordre économique ».

l'histoire d'une nation ou d'une époque (1) », l'homme reste toujours le protagoniste du drame qui se joue ; — l'homme, ou la multitude qui est un ensemble d'êtres humains.

Admettez que l'histoire soit l'œuvre d'une collectivité, ou l'œuvre, toute personnelle, de quelques puissantes individualités : dans les deux conjonctures, le médecin réclame sa part ; la foule comme l'individu sont ses justiciables. L'un et l'autre vivent, s'agitent, souffrent, — et meurent ou s'éteignent (2).

« Les sciences historiques se traînent dans les redites des publications d'archives, des aperçus philosophiques *a priori*. Il est temps de faire intervenir le facteur essentiel, l'homme, tel qu'il est et tel qu'il fut (3). »

A quels autres que des médecins confiera-t-on l'étude médico-psychologique des hommes qui, à un titre quelconque, ont joué un rôle

(1) VACHEROT, *loc. cit.*

(2) « Parce que l'individu n'est pas seulement un être biologique ou un être psychologique, mais encore et essentiellement, comme l'avait bien vu Aristote, un être social, parce que la conscience sociale n'est rien en dehors des consciences individuelles et sans l'existence, en la partie sociale de chacun de nous, de sentiments collectifs, d'idées communes, le sort de la société et celui de l'individu sont intimement liés. Tout trouble social est susceptible d'entraîner un trouble mental. » G.-L. DUPRAT, *les Causes sociales de la folie*, 181.

(3) Préface de l'ouvrage du docteur GALIPPE, cité plus loin.

marquant dans la vie de l'humanité ? Grâce à
la médecine, on suivra l'évolution morbide des
dynasties régnantes ou des familles aristocratiques, et on constatera que les privilèges d'ordre social, comme ceux de l'ordre moral, ont
pour rançon la dégénérescence progressive et,
finalement, la destruction de la race ou de la
caste à laquelle appartiennent ceux qui ont
joui des faveurs du sort.

S'il est prouvé que l'exercice du pouvoir, de
l'autorité sans frein, amène, chez celui qui le
détient, une sorte d'ivresse (1) ; si la puissance
politique trouble, en d'autres termes, le cerveau d'un autocrate, il est logique d'admettre
qu'une collectivité, appelée à exercer ce même
pouvoir, soit prise du même vertige : la dictature
d'une classe n'est pas susceptible de produire des
troubles vésaniques moindres, que ceux qui
atteignent un particulier appelé à régner sur un
peuple, par droit de naissance ou de conquête.

La psycho-pathologie historique s'attache
pareillement à étudier les épidémies mentales
qui, selon la définition d'un de nos modernes
nosologues (2), soit dans l'ordre religieux, soit

____

(1) « La toute-puissance, a dit quelque part MICHELET,
porte en soi une folie incurable, la tentation de tout faire
quand on peut tout faire, même le mal après le bien. »

(2) *La Folie dans l'histoire*, par A. CULLERRE (Extrait du
Traité intern. de psychologie pathologique). Paris, Alcan.

dans l'ordre politique ou social, ont entraîné des perturbations plus ou moins profondes dans l'orientation des idées, dans les mœurs, dans la vie et le développement des peuples.

Il est plus facile, du reste, d'étudier les natures diverses dans leurs crises que dans leur normalité : l'état régulier ne laisse voir que la surface et dissimule les replis intimes ; les troubles morbides font mieux ressortir ce qu'est la santé ; et, pour le psychologue, il n'est champ d'expérience meilleur que des perturbations de l'organisme, tels que le somnambulisme, le délire et d'autres formes de la vésanie.

Comme l'a bien vu Renan (1), « les phénomènes, qui, dans l'état régulier, sont comme effacés par leur ténuité, apparaissent, dans les crises extraordinaires, d'une manière plus sensible par leur exagération. Le physicien n'étudie pas le galvanisme dans les faibles quantités que présente la nature, mais il le multiplie par l'expérimentation, afin de l'étudier avec plus de facilité, bien sûr d'ailleurs que les lois étudiées dans cet état exagéré sont identiques à celles de l'état naturel. De même, la psychologie de l'humanité devra s'étudier surtout par l'étude des folies de l'humanité, de ses rêves,

(1) *L'Avenir de la Science*, 184.

de ses hallucinations, de toutes ces curieuses absurdités, qui se retrouvent à chaque page de l'esprit humain ».

La folie démoniaque, le prophétisme (1), certaines manifestations de mysticisme et d'illuminisme, tous les déséquilibrés historiques, en un mot, relèvent, à n'en pas douter, de la pathologie mentale.

Comment juger sainement un mouvement révolutionnaire, comme les massacres de septembre 1792 (2), ou la Commune de Paris, en 1871 (3), si on n'étudie le rôle qu'a joué l'alcool dans ces soulèvements, d'apparence seulement spontanés ; si on ne s'est livré à l'étude individuelle des principaux meneurs, au point de vue psycho-pathologique (4) ?

(1) Avant de « mettre à la question », par les procédés de la psycho-physiologie, les prophètes et les inspirés, avant de les déclarer fous prophétisants ou fous mystiques, il faut s'élever à la compréhension générale de leur rôle social à la tête du progrès humain, dans une antique civilisation. On lira, sur ce sujet, des pages lumineuses du docteur G. REVAULT D'ALLONNES, sur « la psychologie du prophétisme et du messianisme », parues dans la *Revue bleue*, du 15 juin 1907 : cf. la lecture faite, sur le *Prophétisme*, par M. DIEULAFOY, à la séance annuelle de l'Institut, en 1896.

(2) Sur le rôle de l'alcool dans les massacres de Septembre, voir la *Chron. méd.*, 1909, 811.

(3) La psychologie morbide des hommes de la Commune, par le docteur J.-V. LABORDE : *Chron. méd.*, 1896, 1er avril ; même revue, 15 janv., 1er fév., 15 mars et 15 mai 1902.

(4) LABORDE, *loc. cit.*

Certaines influences, subies en commun, ont une action considérable sur l'orientation des aberrations mentales : tels sont les sièges, avec leurs émotions si spéciales, leurs privations et les souffrances morales qui les accompagnent (1). Les fléaux, les épidémies, la misère constituent un excellent milieu de culture pour le germe psychopathique et névropathique. » CULLERRE.

La contagion mentale (2) explique la choréomanie des flagellants, les démonolâtres du moyen âge et des temps qui l'ont suivi, et tous ces phénomènes d'hystéro-épilepsie collective que la science moderne est parvenue à identifier. De nos jours, les démonopathies (3) sont devenues plus rares, la croyance aux démons,

(1) V. l'étude du docteur LEGRAND DU SAULLE, sur « l'état mental des Parisiens pendant le siège de Paris (1871) », étude publiée par la *Chron. méd.*, 1er et 15 fév., 1er mars 1896.

(2) Ou ce que le docteur LUYS appelait la *crédivité sociale*. Un des meilleurs exemples qu'il en ait donnés, est celui du général MALET, qui réussit, comme on sait, à embaucher dans son complot des personnages, à l'ordinaire, de sens rassis, qui n'hésitèrent pas à accepter ses dires, si invraisemblables fussent-ils, sans songer un instant à les vérifier (Voir la *Chron. méd.*, 15 nov. 1897).

(3) On trouvera de bonnes études critiques sur ces démonopathies, dans la *Chronique médicale*, sous la signature des docteurs L. NASS (La possession d'Auxonne, en 1661 ; n° du 1er février 1902), et LEBLOND, de Beauvais (*Idem*, 15 mai 1908 et 15 nov. 1909) ; dans la *Revue de Paris*, du 1er janv. 1909, « Le Diable en Thiérache », par le docteur GEORGES DUMAS.

aux sorciers et au sabbat ont disparu ; mais les anciennes superstitions ont été remplacées par d'autres ; les fantômes n'ont fait que changer de nom (1).

Parmi les personnages qui ont joué un rôle de premier plan dans nos troubles révolutionnaires, bon nombre relèvent du médecin aliéniste (2). « Des hommes ont la fièvre pendant 24 heures, disait un compagnon de St-Just, je l'ai eue pendant 12 ans. » On ne saurait bien comprendre l'histoire de la Révolution, si on n'étudie les tares mentales de ceux qui l'ont dirigée, sans oublier les femmes qui y ont pris une part si active (3).

Une révolution est une véritable maladie sociale ; c'est, selon une expression heureuse de J. Claretie (4), « une des formes de la maladie de croissance d'une nation ».

« L'Histoire, a dit Fontenelle, est une fable

(1) Docteurs A. Vigouroux et P. Juquelier, *la Contagion mentale*, 1905, 230.

(2) Nous avons étudié particulièrement la psychopathie de Marat : cf. notre *Marat inconnu*, 2ᵉ édit., refondue et notablement augmentée, et *le Cabinet secret de l'histoire*, t. III : La lèpre de Marat.

(3) Entre autres, Théroigne de Méricourt, qui succomba dans la démence : voir nos *Indiscrétions de l'histoire*, t. I. Olympe de Gouges, Suzette Labrousse ont été également étudiées au point de vue psychopathique.

(4) Préface de *la Névrose révolutionnaire*, des docteurs Cabanès et L. Nass ; Paris, 1906.

convenue. Il ne convient qu'au philosophe d'étudier l'histoire, c'est une source d'erreurs pour tout autre homme. » Le médecin s'offre à rectifier certaines de ces erreurs, à redresser certaines de ces légendes, qui encombrent, comme un chiendent, le champ sans limites des investigations historiques.

Avec sa brutalité de langage, Sébastien Mercier écrit que « l'Histoire est l'égout des forfaits du genre humain (1) ». Si l'on suppute, en effet, tous les crimes qu'elle recèle, si on cherche à dénombrer les sombres et mystérieuses tragédies dont les personnages historiques ont été les fauteurs ou les victimes, on ne taxera pas d'exagération ou de partialité le jugement sévère de Mercier. On en revient toutefois à une plus saine appréciation, quand on instruit les procès du passé à la lumière de la science moderne.

Les morts des souverains, notamment, ont toujours, par leur soudaineté, par leurs circonstances plus ou moins étranges, donné lieu à des rumeurs d'empoisonnement. La réalité n'est, en général, pas si dramatique : grâce aux progrès de la médecine légale et de la toxicologie, on est arrivé à réhabiliter certains per-

_____

(1) *Essai sur l'art dramatique*, chap. III ; cité par JULES MAR-SAN, *la Bataille romantique*, 114.

sonnages injustement accusés, à les laver d'une inculpation reconnue injustifiée. C'est une des tâches les plus nobles du savant, de s'employer à cette besogne de réhabilitation, c'est une de ses plus pures satisfactions de réfuter des calomnies plusieurs fois séculaires (1).

Reprenant les paroles tombées d'une des bouches les plus autorisées, nous dirons avec le professeur Lacassagne : « Plus un homme est instruit en toutes choses, plus il a de connaissances biologiques et sociologiques, mieux il est apte à comprendre et à interpréter l'histoire... La vérité, toute la vérité ne s'apprécie ou ne s'acquiert qu'à longue échéance. Mais, ainsi faite, l'Histoire raconte la justice immanente (2). »

Comme l'écrivait naguère Sainte-Beuve, « il faut en prendre son parti ; si l'art était la forme la plus haute sous laquelle l'antiquité aimait à concevoir et à composer l'histoire, la vérité, au contraire, est décidément la seule loi que les

(1) C'est ce que nous nous sommes attaché à faire, dans les ouvrages qui portent pour titre : *les Morts mystérieuses de l'Histoire* et *Poisons et Sortilèges*. Dans ce dernier ouvrage, écrit en collaboration avec le docteur L. Nass, nous avons tenté de reconstituer la formule de poisons historiques, tels que les poisons de Locuste (cf. *Chron. méd.* 1er avril 1913, 211 et suiv.) ; l'*aqua tofana*, le poison des Borgia, etc.

(2) Préface des *Morts mystérieuses de l'Histoire*.

modernes aient à suivre et à consulter. La vérité, toute la vérité donc ! Passons-en par là, puisqu'il le faut, et allons jusqu'au bout tant qu'elle nous conduit (1) ».

(1) *Le Constitutionnel*, du lundi 26 mai 1862 ; cf. *Nouveaux Lundis*, 1879, t. II, 363.

CHAPITRE V

Du rôle de l'individualité dans l'Histoire. —
De grands effets sont-ils souvent produits
par des petites causes? — La Psychiâtrie et
l'Histoire.

Avant de rechercher l'influence de l'élément
individuel sur la marche des événements historiques, il convient de préciser quelle est
l'importance de l'action personnelle de certains
êtres, en regard des causes générales qui
semblent diriger les courants de l'humanité.

Si l'on admet (1) que les faits historiques
sont essentiellement individuels ; que l'Histoire ne s'occupe jamais « de généralités
universelles, mais bien de faits concrets (2) » ;
que « l'objet de l'Histoire a été réellement, non
pas la généralisation, mais la vie et les actes

(1) Gabriel Tarde, *Logique soc.*, 1894, 27.
(2) Lazarus, cité par Xénopol, *op. cit.*, 89.

d'individualités », il n'y a pas à s'efforcer de formuler des lois en histoire, attendu que celle-ci dépendrait exclusivement de décisions individuelles, tandis que les phénomènes de la nature obéissent à des lois d'une valeur générale (1). Mais en est-il véritablement ainsi ?

Il n'est pas contestable que l'histoire n'est pas encore arrivée au stade d'impersonnalité et d'objectivité que notre esprit de justice souhaiterait. De plus, toute l'attention est concentrée sur les protagonistes et on a, jusqu'ici, négligé quelque peu les comparses.

L'Histoire n'est-elle pas, en effet, un drame perpétuel ? N'est-ce pas Voltaire qui a dit : « Il faut dans une histoire, comme dans une pièce de théâtre, exposition, nœud et dénouement (2). »

Les historiens préfèrent le lot des glorieux, et, comme l'écrit Marivaux, dont il parait plaisant d'invoquer l'autorité en ces matières : « ...Donnez-leur l'histoire du genre humain dans les grandes conditions, ce devient là pour eux un objet important, mais ne leur parlez pas des objets médiocres ; ils ne veulent voir agir que des seigneurs, des princes, des rois ou du moins des personnes qui aient fait une grande figure. Il n'y a que cela qui existe pour la no-

<hr>

(1) Ottokar Lorenz (Xénopol, 95).
(2) Lettre à d'Argenson, 26 janv. 1740.

blesse de leur goût. Laissez là le reste des hommes ; qu'ils vivent, mais qu'il n'en soit pas question. Ils vous diraient volontiers que la nature aurait bien pu se passer de les faire naître et que les bourgeois la déshonorent (1). »

Qu'on le veuille ou non, le genre humain sera toujours enclin à s'adorer sous des types convenus ; rois ou héros sont l'objet de son idolâtrie, ce qui faisait dire à Bossuet (2) : « Quand l'histoire serait inutile aux autres hommes, il faudrait la faire lire aux princes... Les histoires ne sont composées que des actions qui les occupent, et tout semble être fait pour leur usage. »

Que les grands hommes soient le produit de leur époque, ou qu'ils aient fortement agi sur elle, il n'est pas possible de faire abstraction de ceux qu'on a nommés les *representative men* : « des récepteurs, soit ; mais (qui) réunissent, condensent et amènent à leur maximum d'intensité les actes, les idées, les tendances, les aspirations, épars chez leurs prédécesseurs et leurs contemporains (3) ».

On a soutenu que le grand homme n'existe

(1) *Vie de Marianne*, 2ᵉ partie ; cité par Louis Bourdeau, *l'Histoire et les Historiens;* Paris, 1888, 108-109, note.
(2) *Discours sur l'histoire universelle.*
(3) Paul Mougeolle, *les Problèmes de l'Histoire* (Préface, iv).

pas par lui-même, qu'il n'est que le produit de la société qui lui a donné naissance.

« Au même degré, dit Herbert Spencer (1), que toute la génération dont il forme une petite partie, au même degré que la multitude des arts et de leur application, il n'est qu'une résultante d'un énorme agrégat de forces qui ont déjà agi pendant des siècles. Ni Newton ne saurait naître d'une famille hottentote, ni Milton au milieu des Andamas, ni Aristote ne pourrait provenir d'un père ou d'une mère dont l'angle facial aurait mesuré 50 degrés, et il n'y a pas la moindre chance de voir surgir un Beethoven dans une tribu de cannibales, dont les chœurs, en face d'un festin de chair humaine, ressemblent à un grognement rythmique. »

Le grand homme, s'il est le produit de son temps, comme tend à le démontrer le philosophe anglais dont nous avons reproduit l'argument, n'est-il que cela ? « S'il en était ainsi, réplique judicieusement un théoricien de l'histoire (2), on ne verrait pas pourquoi tous les hommes d'une même époque ne seraient pas des génies ; pourquoi, par exemple, tous les Anglais du temps de Newton ne découvrirent

(1) H. SPENCER, *Introduction à la science sociale*, 1891, 31 ; cf. MACAULAY, *Mélanges*, t. I, 186.

(2) XÉNOPOL, *la Théorie de l'histoire ;* Paris, 1908, 266.

pas la loi de la gravitation ; et pourquoi tous les Allemands contemporains de Beethoven ne composèrent pas des symphonies héroïques. »

Le génie profite, évidemment, des acquisitions antérieures, il les condense, il les synthétise ; mais existerait-il sans une complexion mentale particulière, laquelle tient à sa constitution individuelle, au milieu générateur dont il est issu ? Il est donc contestable de prétendre que la marche de l'humanité est indépendante de ces personnalités fortement accentuées, qu'elle pourrait parfaitement marcher sans ces moteurs puissants, et que tous les gains dont on leur est redevable auraient pu être obtenus, avec un léger retard, par d'autres agents dont le nombre aurait compensé l'infériorité (1).

Il n'y a peut-être pas beaucoup d'hommes dont on puisse dire que, sans eux, l'histoire aurait suivi un autre cours ; il en est, cependant, quelques-uns. Un Napoléon, un César sont tout de même autre chose que les prête-noms dont nous nous servons pour désigner des forces inconnues et collectives (2). « De pareils êtres dominent les faits, exercent sur les événements une action décisive. On ne

(1) L. Bourdeau, *l'Histoire et les historiens*, 1881, 99 et suiv.
(2) Cf. *Revue des Deux Mondes*, 15 nov. 1900 : art. de R. Doumic.

saurait dire d'eux qu'ils sont des résultantes, plutôt que des facteurs essentiels. Leur génie échappe totalement à l'analyse du déterminisme historique, puisque le génie est un fait d'exception, mystérieux, inexplicable (1). »

Si on n'accepte pas dans toute leur rigueur et l'étendue de leurs conséquences les théories de Carlyle (2) et d'Emerson, sur les « surhommes », on ne peut cependant rayer d'un trait de plume les fortes individualités qui ont interprété, concrétisé la volonté flottante de la foule, et dont les décisions ont entraîné la masse moutonnière. Plus le gouvernement sera despotique, plus le rôle de ces conducteurs d'hommes, de ces pasteurs de peuples sera considérable.

Est-ce à dire qu'il faille admettre à la lettre l'exactitude de ce mot de Voltaire, que « les plus faibles resssorts font les grandes destinées » ?

A coup sûr, il y a une part à accorder au hasard, aux accidents de fortune. « Quoique

(1) Le matérialisme historique et M. G. Ferrero, par EDOUARD ROD. (*Le Correspondant*, oct.-déc. 1906, 900 et suiv.)

(2) « L'histoire est une collection de biographies. » Bacon avait dit : « L'objet de l'histoire, ce sont les individus. » Opinion assurément trop absolue ; la vérité est dans un juste milieu. L'auteur de *la Philosophie de l'histoire en France* nous propose une solution très acceptable : cf. R. FLINT, *op. cit.*, 222.

les hommes se flattent de leurs grandes actions, a dit La Rochefoucauld (1), elles ne sont pas souvent les effets d'un grand dessein, mais les effets du hasard. » Que le hasard s'appelle Dieu ou Providence, que les idées divines se réalisent dans les actions des hommes, ou que ce soit la Providence « qui, sans être une divinité (car, nulle part, on ne lui dressa d'autels ni rendit de culte), en remplisse par délégation les fonctions (2), la science n'a pas à en connaître ; mais si le sort d'un empire se trouve lié à la constitution physique du monarque qui préside à ses destinées, le médecin serait-il le seul à n'avoir pas voix au chapitre ?

Que les moindres faits aient, à l'occasion, de vastes conséquences, que des événements mémorables soient nés de circonstances parfois futiles, il serait vain de le méconnaître ; mais gardons-nous d'en grossir exagérément l'importance ; ne cherchons pas à expliquer tous les mouvements du passé par des contingences, ainsi que l'a fait Voltaire pour l'origine des Croisades ou l'avènement de la Réforme (3) ;

(1) *Maximes*, 57.

(2) Bourdeau, 335.

(3) Elles sont de Voltaire, ces lignes révélatrices du même état d'esprit : « François Ier mourut de cette maladie, alors presque incurable, que la découverte du Nouveau-Monde avait transplantée en Europe. C'est ainsi que

ou quand il a essayé de prouver que le mariage des rois a fait en Europe le destin des peuples.

Certes, le rôle du sexualisme dans l'Histoire est loin d'être négligeable (1), mais il ne suffit pas à diriger, à lui seul, les événements.

Souvent, tels mobiles ne paraissent déterminants que parce qu'on n'aperçoit pas les causes générales et profondes qui les ont amenés. Peut-être a-t-on tendance à confondre les causes occasionnelles avec les causes efficientes. J.-J. Rousseau a dit avec beaucoup de sens (2) : « On trouve souvent dans une bataille gagnée ou perdue la raison d'une révolution qui, même avant cette bataille, était déjà devenue inévitable ; la guerre ne fait guère que manifester des événements déjà déterminés par des causes morales que les historiens savent rarement voir. » Montesquieu avait écrit, avant l'auteur de l'*Émile* : « Ce n'est pas la fortune qui gouverne le monde. Il y a des

les événements sont enchaînés : un pilote génois donne un univers à l'Espagne ; la nature a mis dans les îles de ces climats lointains un poison qui infecte les sources de la vie ; et il faut qu'un roi de France en périsse ». *Essais sur les mœurs*, chap. cxxv.

(1) V. les deux articles consacrés à cette question par M. Charles Louandre, Du rôle des femmes dans l'Histoire de France : *Rev. des Deux Mondes*, 1er oct. 1872 et 1er mai 1873.

2) Dans son *Émile*, chap. iv.

causes générales, soit morales, soit physiques, qui agissent dans chaque monarchie, l'élèvent, la maintiennent ou la précipitent ; tous les accidents sont soumis à ces causes ; et, si le hasard d'une bataille, c'est-à-dire une cause particulière, a ruiné un État, il y avait une cause générale, qui faisait que cet État devait périr par une seule bataille ; en un mot, l'allure principale entraîne avec elle tous les accidents particuliers (1). »

Rien de plus exact, mais cela ne signifie point que cette idée de remonter aux petites causes soit condamnée sans retour. « Si, au lieu de s'arrêter à une seule petite cause, on en considérait plusieurs, on pourrait établir une sorte de compensation entre le nombre des termes et la petitesse de chacun d'eux (2). » C'est la thèse soutenue par Schiller : « Si l'on trouve, dit l'historien-poète, au début de son *Histoire des Pays-Bas*, la première partie de cette étude trop pauvre en événements importants, trop détaillée sur des faits minutieux, ou qui paraissent tels..., qu'on se souvienne que c'est précisément de ces faibles germes que sortit peu à peu la Révolution tout entière, et

(1) *Considérations sur les causes de la grandeur et de la décadence des Romains*, chap. XVIII.

(2) MOUGEOLLE, *les Problèmes de l'histoire* ; Paris, 1886, 12.

que tous les grands résultats ultérieurs purent se produire par une somme innombrable de petites circonstances. » La connaissance des moindres détails a donc de l'importance, quand il s'agit d'établir pourquoi le cours des choses a suivi telle ou telle orientation.

« Une petite cause pouvant avoir une influence considérable sur un homme, elle peut avoir sur le milieu social une influence proportionnée à l'influence exercée par cet homme (1). »

Tite-Live (2), Tacite (3) font découler de grands effets de petites causes. Montaigne (4), auquel il faut toujours revenir, n'a-t-il pas dit : « Nos plus grandes agitations ont des ressorts et des causes ridicules : combien encourut de ruyne nostre dernier duc de Bourgoigne pour la querelle d'une charretée de peaux de mouton ! Et l'engravure d'un cachet fût-ce la première et maistresse cause du plus horrible croulement que cette machine ayt oncques souffert ?... Les poëtes ont bien entendu cela, qui ont mis, pour une femme, la Grèce et l'Asie à feu et à sang. »

(1) Yves Guyot, Préface de l'ouvrage de Mougeolle précité.
(2) « Ex parvis rebus saepe magnarum momenta pendent ». *Annales*, XXXII, 17.
(3) *Annales*, IV, 32.
(4) *Essais*, t. III, 10.

Les faits généraux qui composent le fond principal du drame historique font souvent reléguer dans l'ombre la physionomie des acteurs. Sans doute, le rôle de ceux-ci n'est pas toujours prépondérant, mais il n'en est pas moins que la biographie, en pénétrant plus avant dans le vif de l'humaine nature (1), est loin d'être négligeable. Cette considération n'a pas échappé à Leibniz qui, lorsque la biographie d'un personnage est d'un intérêt capital pour l'Histoire générale, ne manque pas de colliger tout détail, accidentel ou pittoresque, destiné à faire connaître ce personnage ; il étudie ses moindres actes, persuadé qu'en politique, « ce sont les motifs cachés qui font agir les souverains et sont les véritables causes des entreprises ». Un mot injurieux, une mauvaise nuit, une jalousie féminine, le rapport d'un serviteur, un rien peut suffire à provoquer ou à déclencher une guerre (2). Ces causes sont les machines de théâtre qui n'apparaissent pas sur la scène ; quand elles sont connues, elles ramènent le héros au niveau des autres hommes (3).

---

(1) P.-A. Cap, *Études biogr.*, t. 1, iii.

(2) Cf. *Chron. méd.*, 1ᵉʳ avril 1913 : Une syncope funeste à la France.

(3) *Leibniz historien*, par Davillé, 613.

Leur importance est loin de se mesurer à leur valeur relative : le boulet qui a tué Turenne a changé le sort de la guerre de Hollande ; cependant la modification de la trajectoire dépendait de peu de chose. N'a-t-on pas écrit que l'accès de fièvre, causé sans doute par la pluie continuelle qu'il avait essuyée pendant la journée du 27 août, fit rentrer brusquement Napoléon à Dresde, et l'empêcha de rejoindre Vandamme qui, après une résistance désespérée, fut fait prisonnier, ce qui devint le signal et peut-être la cause la plus puissante des désastres de la campagne de 1813 ?

Voltaire (1) n'était-il pas persuadé que la face de l'Europe avait été changée, par la jatte d'eau qu'avait laissé tomber, par une méprise affectée, la duchesse de Malborough, sur la robe d'une favorite de la reine Anne ?

Leibniz croyait non moins à l'influence de ce verre d'eau, dont un dramaturge du siècle dernier a su tirer un si ingénieux parti (2). Le même philosophe reconnaît qu'il est souvent délicat de découvrir les vraies causes en histoire, mais qu'il ne faut jamais mépriser le

(1) *Siècle de Louis XIV*, chap. xxii.

(2) L'épisode du *Verre d'eau*, que Scribe a mis en pièce, est tiré du *Siècle de Louis XIV*, de VOLTAIRE, chap. xxii.

détail, qui fait pénétrer dans l'intimité même des choses. « Un fait ne peut ordinairement être établi que par un détail », écrivait-il à Bossuet ; de même il disait, dans une autre circonstance, que « l'Histoire aime à descendre dans le détail ». Rarement Leibniz a généralisé, connaissant les difficultés d'une généralisation hâtive ; par contre, il lui est arrivé de tirer, parfois, d'un seul fait, des conclusions légèrement hasardées : de ce qu'un évêque malade allait à cheval, il conclut au peu d'usage des voitures à cette époque ; d'une maladie de Charles le Chauve, il induit que les princes se fient ordinairement plus aux charlatans qu'aux médecins.

Leibniz a eu des vues plus justes, sur les facteurs d'ordre matériel en rapport avec les facteurs d'ordre psychologique. Pour le créateur de la « monade », « le tempérament est au corps ce que le caractère est à l'esprit : c'est l'état naturel du corps, comme le caractère est celui de l'âme. Il contribue lui-même à former le caractère... C'est lui qui différencie les personnes, car tous les esprits sont égaux ; c'est lui que l'on doit étudier, quand il s'agit de négocier avec les hommes. Comme il est la cause de nos maladies, sa détermination relève en partie de la médecine, mais il se rèvèle par la nourriture que nous prenons, par notre style, notre manière de sentir et de nous laisser persuader ».

Nous permettra-t-on de rappeler le mot si souvent cité de Pascal (1) : « Le nez de Cléopâtre, s'il eût été plus court, toute la face de la terre aurait changé ? » Et de Pascal aussi : « Cromwell allait ravager toute la chrétienté ; la famille royale était perdue et la sienne à jamais puissante, sans un petit grain de sable qui se mit dans son urètre. Rome allait trembler sous lui ; mais ce petit gravier s'étant mis là, il est mort, sa famille abaissée, tout en paix et le roi rétabli (2). » — « Si, ajoute en manière de commentaire à cette citation, le professeur Debove (3), Pascal eût connu le tréponème, la paralysie générale, les troubles cérébraux qu'elle engendre, il eût pu dire que ce n'est pas seulement par la forme de son nez qu'une Cléopâtre peut changer la face du monde. »

Sans aucun doute, « les maladies nous gâtent le jugement et le sens », comme l'a encore remarqué Pascal ; et c'est pourquoi il n'est pas indifférent de rechercher de quel genre de

---

(1) *Pensées*, éd. HAVET, art. VI, 43.

(2) *Id.*, ibid., art. III, 7.

(3) Présentation des *Indiscrétions de l'histoire* (5e série) à l'Académie de médecine : *Chron. méd.*, 15 juin 1908.

maladie a été atteint celui qui a dirigé les destinées d'un Empire.

On aurait tôt fait de rabaisser une méthode historique, en liant les événements les plus considérables à une cause infime, à une indisposition passagère et sans réaction durable : par exemple, en attribuant exclusivement la perte de la bataille de Waterloo à l'état de santé de Napoléon le jour où cette bataille s'est livrée (1).

Laissons les poètes, habitués à l'hyperbole, professer de pareilles théories ; à eux seuls sont permises ces licences.... poétiques. Victor Hugo veut-il déboulonner les tyrans de leur piédestal, il leur lancera cette imprécation irrévérencieuse :

Un roi, cela vieillit, même un roi fort, puissant.
Les rois ont des poumons, de la bile, du sang,
Un cœur, qui le croirait ? et même des entrailles !
La fièvre avant l'émeute a fréquenté Versailles ;
Le ventre peut manquer de respect ; les boyaux
Osent mal diriger les aliments royaux ;
Bons rois ! Dieu joue avec leur majesté contrite :
Dans la toute-puissance il a mis la gastrite ;
Il faut bien l'avouer, dût en frémir d'Hozier,
Ainsi que les dindons, les rois ont un gésier (2).

(1) Voir dans la *Chronique méd.*, du 1ᵉʳ févr. 1909, 66-70, la consciencieuse étude du docteur Ravaut.

(2) *Les Quatre vents de l'esprit*, t. I, 130.

A une autre place, le poëte revient sur le même sujet, avec une truculence d'un goût douteux :

S'il a mal digéré, le ciel est obscurci ;
Son moindre borborygme est une âpre secousse ;
On chancelle s'il crache, on s'écroule s'il tousse ;
Son ignorance fait sur la terre un brouillard (1).

Tout en nous élevant contre ces exagérations, nous n'irons pas jusqu'à prétendre qu' « une âme guerrière » est toujours « maîtresse du corps qu'elle anime ». Certes, on pourrait découvrir quelques exemples de personnages qui ont conservé leurs moyens, leurs facultés, en dépit des plus cruelles souffrances, du mauvais état physique dans lequel ils se trouvaient : Grégoire le Grand, ce pape héroïque, réglait les affaires du monde du lit où le clouaient de continuelles tortures; Guillaume de Nassau a déployé des efforts surhumains pendant tout le cours d'une vie qui ne fut qu'une longue maladie. C'est à Guillaume de Nassau que pensait La Bruyère, lorsqu'il parlait « de cet homme pâle et livide, qui n'a pas sur soi dix onces de chair; que l'on croirait jeter à terre du moindre souffle, et qui fait néanmoins plus de bruit que quatre autres, et met tout en combustion. »

(1) *Année terrible*, 130.

La goutte a-t-elle empêché Charles-Quint, Condé, le maréchal de Saxe de gagner des batailles ? Masséna, le maréchal Saint-Arnaud ne surent-ils pas dompter leurs douleurs ? Rappelons que ce dernier, atteint d'une hypertrophie du cœur et d'une hydropéricarde, qui lui ôtaient la respiration, se fit placer sur son cheval, y resta plusieurs heures, soutenu par deux soldats, donna des ordres, dirigea les mouvements des armées alliées et gagna, dans cet état, la bataille de l'Alma (1). Nous pourrions produire bien d'autres exemples, tendant à attester que le moral n'est pas fatalement asservi à nos misères physiques; mais ce sont là, pourrait-on dire, d'heureuses exceptions.

Bossuet lui-même en convient : le pouvoir de l'âme sur le corps a ses limites ; et, « pour qu'elle lui commande, en effet, il faut toujours supposer que les parties soient bien disposées et qu'il soit en bon état. Car quelquefois, on a beau vouloir marcher, il se sera jeté telle humeur sur les jambes, ou tout le corps se trouvera si faible par l'épuisement des esprits (autrement dit, par faiblesse nerveuse), que cette volonté sera inutile ». Le professeur Le Dou-

(1) Cf. Docteur Foissac, *De l'influence des climats sur l'homme et des agents physiques sur le moral.*

ble (1) accompagne ces lignes de réflexions auxquelles nous nous associons pleinement.

« Que parfois, en dépit des infirmités, une volonté énergique impose ses ordres à un organisme en voie de déchéance, c'est possible ; mais que cet empire s'exerce d'une façon continue et quand on le désire, rien ne permet effectivement de le croire. Que cet empire s'exerce, même momentanément, sur un organisme profondément lésé, c'est impossible. Imaginez l'âme la plus guerrière, supposez-la dans le corps d'un homme dont la moitié droite est paralysée depuis plusieurs mois, par suite de l'épanchement d'une plus ou moins grande quantité de sang dans l'hémisphère gauche du cerveau, elle ne sera certainement pas maîtresse du corps entier qu'elle anime. *Les seules maladies dont une forte volonté triomphe sont celles...... que n'accompagne aucune altération organique.* »

Parmi les affections qui altèrent le plus sensiblement notre caractère, influencent nos déterminations, les névroses et les psychoses occupent le premier rang (2). Sans admettre,

(1) *Bossuet anatomiste et physiologiste* ; Paris, 1913, 240.

(2) Après Eylau et Friedland, en 1807, alors qu'il rêvait de mettre sur sa tête la couronne de Sobieski, Murat, se voyant évincé, manifesta des symptômes non équivoques de neurasthénie lypémaniaque, qui ne fut pas sans influen-

avec Taine, que « l'homme est fou comme le corps est malade, par nature » ; que « la santé de notre esprit, comme la santé de nos organes, n'est qu'une réussite fréquente et un bel accident (1) », il n'est que trop vrai que le nombre des fous et demi-fous, parmi les chefs d'Etat (2) ou les fondateurs de sectes, est plus considérable qu'on l'imagine d'ordinaire, et qu'il y a eu des aliénés sur les trônes (3), aussi bien qu'à la tête des gouvernements démocratiques. C'est là surtout que la sagacité du médecin peut s'exercer ; c'est en éclairant l'étude de certains règnes à l'aide des lumières de la pathologie mentale, que le psychiâtre viendra efficacement au secours de l'historien (4). Il ne

cer les événements qui se déroulèrent dans la péninsule. (La neurasthénie mélancolique de Murat en Espagne, en 1808, par le docteur Gabriel Ravarit, *Chron. méd.* 1er oct. 1910, 625-634).

(1) Taine, *l'Ancien Régime*, 312.

(2) C'est tout un chapitre de la pathologie historique qu'il faudrait consacrer aux « fous couronnés » ; signalons seulement ici une étude peu connue, consacrée à un chef d'État sud-américain, par le docteur Diego Carbonnel (*Chr. méd.*, 1er juin 1907, 189-192).

(3) Sans nous étendre sur le cas de Charles VI, dont il sera ultérieurement question, rappelons qu'il y a à peine un siècle, un fou a occupé le trône d'Angleterre jusqu'à sa mort, et il vécut jusqu'à 82 ans : il s'agit de George III. Cf. dans la *Chron. méd.*, du 15 janv. 1914, la savante étude du docteur Niclot, médecin principal de l'armée, sur le « rôle public des médecins de George III ».

(4) Une intéressante application de la psychiatrie à l'his-

s'agit plus, dès lors, de pénétrer un caractère à travers un tempérament, mais de montrer les conséquences que peut avoir sur les destinées d'une nation la santé cérébrale de celui qui la dirige (1).

Comment resterait-on indifférent à la pensée que des peuples aient été condamnés à obéir à des despotes fous ou imbéciles ? Si l'on songe que le sort de milliers d'êtres humains dépend d'un homme qui, sous une impulsion morbide, peut entraîner les immolations de générations entières et provoquer des catastrophes par son unique caprice, comment ne pas voir une relation de cause à effet entre une excitation cérébrale passagère ou un affaiblissement intellectuel progressif, et les ruines et les dévastations qui en sont les suites ? Niera-t-on que la médecine soit une science inutile pour

toire a été faite par nos distingués confrères, les docteurs Paul Sérieux et Lucien Libert, médecins des asiles d'aliénés de la Seine, qui ont démontré que, dans certaines prisons d'État, comme la Bastille, à côté des victimes de l'arbitraire royal, on enferma de véritables aliénés, tout au moins des dégénérés dangereux, « insuffisamment responsables pour la prison et trop malfaisants pour être laissés en liberté ». V. les n^os de la *Chron. méd.*, 1er et 15 oct. 1911 : Les anormaux constitutionnels à la Bastille.

(1) Comment comprendre la responsabilité de Louis XVI, par exemple, dans la genèse de la Révolution, si on n'instruit pas son « procès mental » ? Cf. *Le Procès mental de Louis XVI*, par le docteur Rebufat, thèse de Bordeaux, 1907.

fixer la nature de désordres mentaux aussi gros de conséquences ?

Nous sommes de l'avis de cet aliéniste qui prétend qu'à « vouloir entrer dans le détail des infirmités de chacun, pour éclairer le cours des choses humaines...., c'est mutiler cette grande et noble étude (1) ». Voir partout des malades, pour peu que les sujets soient un peu élevés dans la hiérarchie intellectuelle ou sociale, serait encourir le légitime reproche de rabaisser les grands hommes à notre niveau et de ne trouver sains de corps et d'esprit que les êtres vulgaires : tel n'est pas, loin de là, notre dessein ; mais contester que la folie ait exercé son influence sur les destinées des peuples, serait nier l'évidence même.

Une objection s'est souvent présentée, qui demande à être sans plus tarder rétorquée. « Les médecins, les anthropologistes, a-t-on dit, n'ont rien à voir dans l'appréciation de ces grandes intelligences, dont l'histoire est l'histoire même et la gloire du genre humain, et dont les écarts, les troubles... échappent à une aussi outrageuse juridiction. Sans doute, ces rares et quelquefois bizarres esprits se servent,

______

(1) Brierre de Boismont, *Des Hallucinations;* Paris, 1862, 480.

pour leurs opérations, du corps qui a l'honneur d'être leur enveloppe, des organes de ce corps, et, parmi ces organes, du cerveau. Il le faut bien ; c'est la loi de nature. Mais ils les dominent, ces organes, ils n'en sont jamais dominés. La matière est pour eux un instrument, jamais elle ne leur devient un maître. Un tel assujettissement est bon pour la plèbe des âmes. Que les anthropologistes, les médecins aillent donc porter ailleurs l'analyse de leur scalpel et de leur science. » Un de ces médecins, un des plus réputés parmi les aliénistes, visé dans cette tirade, a victorieusement répliqué : « Eh oui ! sans doute, l'homme, l'homme le plus grand est attaché à la terre par son corps, qui est de la terre. Eh oui, sa nature est double, *homo duplex :* saint Paul l'a dit... Eh oui, l'homme qui veut connaître et faire connaître l'homme doit l'étudier dans son esprit et dans ses organes, dans leurs liens, leurs dépendances réciproques. Il doit savoir et faire savoir que cette dépendance est plus grande ou au moins plus sensible dans les maladies et qu'elle y est de plus en plus à l'avantage des organes ; que dans les maladies, surtout, qu'on nomme maladies de l'esprit, cette suprématie du corps est presque absolue : d'où cette dégradation attristante qui, dans ces sortes d'états morbides, abaisse... les plus grands personnages au niveau des plus petits. Or, qui est-ce qui peut mieux savoir et faire connaître tout cela, que les hommes qui, par le double privilège de leur fonction et de leurs études, ont pu..., dans le passé et dans le présent..., faire tous les rapprochements et toutes les comparaisons nécessaires (1) ».

Est-ce manquer de respect au génie, que de chercher à en découvrir la genèse ? Le culte des esprits supérieurs doit-il aller jusqu'à l'idolâtrie, et devons-nous nous interdire de les étudier « dans les mystères de leurs faiblesses, après les avoir admirés dans les pompes de leur grandeur » ; de juger leurs actes, quand de ceux-ci dépend le sort de tout un peuple obéissant à leur voix ?

La psychologie de l'histoire peut-elle se désintéresser de l'étude des hommes qui détiennent la toute-puissance ? A une époque où dominait la croyance au surnaturel, où prophètes et visionnaires passaient pour communiquer les volontés célestes, inspirer les déterminations des souverains, et préparer par ce moyen l'asservissement des peuples, nul ne se fût avisé

______

(1) *Du Démon de Socrate*, spécimen d'une application de la science psychologique à celle de l'histoire, par L.-F. LÉLUT, nouv. édit.; Paris, 1856, 45 et suiv.

de lutter contre une croyance générale en harmonie avec les idées et les préjugés du temps.
Durant des siècles, on vit d'innombrables
hallucinés confesser en pleine conviction leurs
relations avec le démon, et des juges, non
moins convaincus, condamner ces malheureux
au supplice (1). Pendant des siècles, les bûchers
se sont allumés et l'on a livré aux flammes
de malheureux insensés, qui n'avaient commis
d'autres crimes que d'avoir un système nerveux
détraqué.

Lorsqu'un homme de grand cœur, le disciple
préféré de Cornélius Agrippa, médecin de Louise
de Savoie, mère de François Ier, lorsque Jean
de Wier voulut faire reconnaître les possédés
comme des malades, les juriconsultes de son
temps l'accablèrent d'épithètes injurieuses, et
peu s'en fallut qu'il ne connût à son tour les
douceurs de l'*in pace ;* mais, en dépit de toutes
les persécutions, il poursuivit son apostolat et
put démontrer que les infortunés qu'on livrait
au bras séculier n'étaient que des névropathes,
à qui le chevalet, les brodequins de fer et les
tenailles ardentes arrachaient des déclarations
fausses. Dans son indignation contre une pareille audace, le chef de l'école constitution-

(1) E. LITTRÉ, *Médecine et Médecins;* Paris, 1875, 108 ; cf.
Littérature et Histoire, du même, 190-191.

nelle en Europe, le juriste Jean Bodin, ne comprenait pas qu'un médecin osât disserter sur des questions de théologie et de religion.

Quel autre, cependant, que le médecin, auquel sont familières les études de psychologie morbide, peut dégager un enseignement, tirer une leçon de ces épidémies de déraison qui ont fait au moins autant, sinon plus de victimes que les pestes les plus meurtrières ?

L'histoire de la sorcellerie, qu'est-ce autre chose que l'histoire d'un accès de délire collectif ? L'immense et durable crédit dont a joui Satan, n'est-ce pas un outrage au sens commun ; cette peur aveugle d'un être imaginaire, quelle preuve plus navrante de l'infirmité de l'esprit humain ? Qu'on lise les ouvrages de médecins contemporains de ces vésanies multiples, on y verra leurs auteurs ne pas mettre en doute un seul instant la réalité des affections démoniaques. Il a fallu une science plus éclairée pour reconnaître que les maux attribués aux sortilèges, n'étaient autres, pour la plupart, que des atteintes de catalepsie, de syncope, de somnambulisme.

Les maladies que nos ancêtres appelaient démoniaques, la science moderne les étiquette affections nerveuses ; la possession est devenue de l'obsession ; les perturbations morales, dont on disait jadis qu'elles détachent la femme de Dieu pour l'affilier au diable, ont été reconnues n'être rien autre chose que les causes communes, journalières, d'un grand nombre de névroses, aussi bien de névroses sensitives et motrices, que de névroses intellectuelles ou affectives (1).

« Les phénomènes sociologiques ont avec les faits psychiques d'aussi étroits rapports que les phénomènes biologiques. Il n'est pas un sentiment, pas une idée en un individu, pas un acte accompli par l'un de nous, qui ne porte la marque du milieu social. A quel petit nombre de conceptions, de tendances et d'émotions serions-nous réduits, si nous ne subissions aucune influence sociale, si nous n'étions pas des êtres sociaux, en même temps que des êtres psychologiques (2) ? »

Dans les psychoses collectives, un élément reparaît sans cesse, qui mérite de fixer l'attention du médecin autant que du sociologue : c'est la contagion mentale, que décèlent ces manifestations diverses de folies grégaires,

(1) Cf. *Conférences historiques faites pendant l'année 1865* (à la Faculté de médecine de Paris) : *Jean de Wier et les sorciers*, par AXENFELD ; Paris, 1866.

(2) *Les causes sociales de la folie*, par G.-L. DUPRAT ; Paris, 1900, II.

telles que les psychoses religieuses (1), les terreurs paniques des foules et les suicides épidémiques, dont l'histoire des révolutions et des guerres offre tant d'exemples.

Dans les troubles de la rue, les émeutes, les insurrections, partout où des actes de violence se commettent, ceux qui y prennent la part la plus active ne sont pas que des criminels d'habitude (2); ce sont aussi des dégénérés, des

(1) « L'influence des milieux sur les psychoses, écrivent les docteurs Marie et Vallon (a), nous paraît nettement démontrée par les psychoses mystiques; les caractères différentiels que le délire emprunte au temps, aux lieux et aux croyances ambiantes, loin d'être superficiels et de pure forme, apparaissent d'autant plus profonds qu'on les étudie de plus près ». Mais « ce ne sont pas seulement les délires mystiques, les délires à évolution systématique qui démontrent l'influence du milieu social sur les psychoses, ce sont, fait très judicieusement remarquer un philosophe contemporain (b), tous les genres de troubles psychiques qui attestent l'existence d'un lien causal entre les modes d'existence sociale et les diverses sortes de maladies de l'esprit ».

(2) Foules et sectes au point de vue criminel, par G. Tarde : *Rev. des Deux Mondes*, 1893 ; du même, *l'Opinion et la foule* ; Paris, Alcan, 1901 ; docteur J. Luys, La Foule criminelle : extrait des *Ann. de psychiatrie et d'hypnologie*, octobre 1894 ; Scipio Sighele, *la Foule criminelle*, Paris, 1901 ; *les Folies de*

(a) Des psychoses à évolution progressive : *Archives de neurologie*, 1898, 479.
(b) G.-L. Duprat, *les Causes sociales de la folie*. Introduct., 28 ; dans le même ouvrage, cf. le chap. VI, sur « la folie religieuse ». On pourra consulter, sur ce même sujet, une thèse de doctorat en médecine de Soleiman Nagaty, *Contribution à l'étude de la folie religieuse*, Paris, 1886 ; et l'ouvrage capital de L.-F. Calmeil, *De la Folie, considérée sous le point de vue pathologique, philosophique, historique et judiciaire* ; Paris, 1845.

alcooliques, frères ou fils d'aliénés, dociles à toutes les impulsions, et communiquant à leur tour aux sujets sains, qui se sont glissés parmi eux, leur cruauté ou leur folie. « Là où, à cause de la confusion, personne ne commande et personne n'obéit, les passions sauvages sont libres comme les passions généreuses ; et malheureusement, les héros — qui ne manquent pas — sont impuissants à retenir les assassins. Ceux-ci agissent ; la majorité, composée d'automates qui se laissent entraîner, assiste sans savoir et sans pouvoir réagir (1). » Incontestablement, la contagion frappe de préférence les prédisposés, mais dans ceux-ci il convient de comprendre les hésitants et les faibles (2). Au cours des tueries de la Révolution française, se sont passées des scènes de sadisme, d'exhibitionnisme, de nécrophilie, qui n'ont pas été seulement accomplies

la *foule*, par HENRY CHANTALA, thèse de Toulouse, 1907 ; *la Psychologie des foules*, par GUSTAVE LE BON, etc.

(1) H. TAINE, *les Origines de la France contemporaine*, t. II, 302.

(2) « Il y a donc chez certains individus, plus ou moins déséquilibrés, *bonasses et faibles pour la résistance*, des réserves latentes d'influx nerveux *mobilisables*, qui sont prêtes à se répandre au dehors, et à produire des actes quelconques, bons ou mauvais... et cela, parce qu'ils étaient réunis à leurs semblables, parce qu'ils ont été *entraînés*, comme ils le disent, et qu'il fallait hurler avec les loups. » LUYS, *loc. cit.*, 6-7.

par quelques déséquilibrés. Mais cette lubricité n'a-t-elle pu naître subitement dans le cerveau de bon nombre de ces égorgeurs, par suite de la contagion de ces perversions sexuelles (1)? N'est-il pas démontré aujourd'hui que toutes les manifestations de la vie psychique sont contagieuses; et que certaines conditions sociologiques, aussi bien que certaines manières d'être pathologiques, acquises ou héréditaires, favorisent cette contagion (2)?

L'importance des commotions politiques, comme cause d'aliénation mentale (3), n'est plus à démontrer. Sans exagérer cette importance, nous n'irons pas jusqu'à admettre que les révolutions guérissent, en fin de compte, plus de nerveux et de déséquilibrés qu'elles n'en produisent (MOREL). Le moins qu'on puisse dire, c'est qu'il est quelque peu paradoxal de prétendre (4), que « les révolutions,

(1) Docteurs A. VIGOUROUX et P. JUQUELIER, *la Contagion mentale;* Paris, 1905, 209.

(2) ID. *ibid.,* 243.

(3) V. *Influence des événements et des commotions politiques sur le développement de la folie,* mémoire lu à l'Académie de médecine, le 2 mai 1848, par le docteur BELHOMME. Paris, Germer-Baillière, 1849.

(4) Comme le médecin MARC-ANTOINE PETIT, qui a écrit tout un « Discours sur l'influence de la Révolution française sur la santé publique ». *Essais sur la Médecine du cœur,* 116-157.

surtout celles par lesquelles un peuple s'élance vers la liberté », donnent aux tempéraments « une trempe nouvelle». Qu'il ait été constaté que des troubles névropathiques, des palpitations cardiaques ou des accès d'oppression asthmatique, voire même la goutte ou la paralysie nerveuse, aient, sous l'influence de la commotion produite par les événements, cédé pour un temps, ou même d'une manière définitive, il n'y a là rien que de normal ; mais que des ulcères, des hydropisies, des imflammations, aiguës ou chroniques, du poumon, aient été guéris sans le secours d'aucune autre médication, on nous permettra de rester sceptique. Ce que Barthez appelait la « méthode perturbatrice », produit parfois, d'heureux résultats, encore n'y faut-il pas trop compter. Combien serions-nous plus disposé à nous ranger à l'opinion de ceux qui estiment que « ces grands événements ont surtout pour effet de faire surgir et de mettre en évidence un certain nombre de psychopathies, qui, en des temps non troublés, fussent passées inaperçues (1) ; et aussi, de communiquer aux idées

(1) « Sous la régence du duc d'Orléans, relate MARC-ANTOINE PETIT, lors de la chute des billets de banque, on remarqua que les hôpitaux se remplirent de maniaques et de fous. » On a observé aussi la fréquence des apoplexies à Philadelphie, lors de la révolution américaine ; la même

délirantes du moment une couleur spéciale (délire anxieux, délire obsidional (1) ou des assiégés (2), etc.

Il est hors de conteste que les enfants conçus pendant ces périodes peuvent subir le contre-coup des émotions violentes éprouvées par leurs parents et devenir ainsi des candidats aux psychopathies (MOREL, RÉGIS). Tous ces faits sociaux relèvent de la psychologie morbide à n'en pas douter; comme aussi l'étude de ces

observation a été faite par Baglivi, à Rome, lors de la guerre de 1694; celle de 1745 produisit les mêmes effets en Écosse. De même, on constata un plus grand nombre d'anévrismes « sous la tyrannie de Robespierre », ainsi que « d'accouchements laborieux, par vice de position de l'enfant,... comme si, rebelles au vœu de la nature, ils [les nouveau-nés] eussent refusé d'aborder dans un monde alors souillé par les plus grands forfaits ». On reconnaît là le ton déclamatoire de l'époque : cf. M.-A. PETIT, *op. cit.*, passim.

(1) M. de Vogüé, dans sa réponse, à l'Académie, au discours de M. Paul Bourget, parlant de l'ouvrage de MAXIME DU CAMP, *les Convulsions de Paris*, s'exprimait en ces termes : « Il a laissé le modèle achevé d'une grande monographie, et sinon une histoire de la Commune, du moins des matériaux bien vérifiés pour l'historien physiologiste qui étudiera ce douloureux accès de fièvre obsidionale et alcoolique. » Plusieurs médecins, entre autres LEGRAND DU SAULLE, *Chron. méd.*, 1er et 15 fév., 1er mars 1896, J.-V. LABORDE, *les Hommes et les Actes de l'insurrection de Paris devant la psychologie morbide*, Paris, 1872, et L. NASS, *le Siège de Paris et la Commune*, Paris, 1914, ont traité le sujet scientifiquement, ainsi que le souhaitait M. de Vogüé.

(2) E. RÉGIS, *Précis de Psychiatrie*, 3e édit. ; Paris, 1906, 25.

fanatiques meurtriers que sont les *régicides* ou *magnicides*, qui « se réclament tous d'une des idées ou théories du moment, dont ils croient être les héros et les martyrs (1) » (Régis).

Il est, toutefois, une catégorie de malades qui paraissent à l'abri des secousses sociales, en raison du caractère, subjectif à l'excès, de leur affection. Leur misère psycho-physiologique les éloigne, semblerait-il, des préoccupations d'ordre social ; et cependant, ces sortes de patients, ces hystériques, malgré leur instabilité mentale, sont, sous l'influence d'un malheur public — une épidémie, une catastrophe politique ou financière — en proie à des idées fixes, qui donnent naissance aux attaques, aux tics, aux crises variées, si difficiles à éviter, si lentes à disparaître (2).

Il était à prévoir que la suggestibilité si particulière des hystériques les rendrait particulièrement aptes à subir l'action transformatrice du milieu social. D'une façon générale, on a pu dire que « la fréquence des psychopathies est proportionnelle, pour les pays, à leur degré

(1) Outre l'ouvrage que Régis a consacré aux régicides dans le passé et dans le présent, il est revenu, à maintes reprises, sur le sujet qui lui tenait au cœur : cf. *Arch. d'anthrop. crim.*, 1907 : étude sur Lucheni ; *Précis de Psychiatrie*, etc.

(2) Pierre Janet, cité par Duprat, *op. cit.*, 39.

d'avancement dans la civilisation; pour les classes sociales, au développement et au fonctionnement de leur cérébralité (1) ».

C'est une erreur de croire que la folie soit de tous les temps, à moins d'y ajouter ce correctif, qu' « un genre d'aliénation mentale peut prédominer à une époque et en un lieu, qui, à une autre époque et dans un autre lieu, semble effacé par le genre opposé.... Les peuples dont l'état social est le plus éloigné du nôtre, ne semblent pas ignorer l'épilepsie et l'hystérie ; mais l'épilepsie paraît y revêtir des formes moins graves que chez nous (2) ».

La paralysie générale est surtout devenue fréquente dans les nations à civilisation avancée, surtout dans ces quarante dernières années (3). Ainsi on a démontré que le monde de la Cour, sous Louis XIV, a présenté des psychoses pures (confusion mentale, folie traumatique, folie héréditaire), mais on n'y a relevé aucun cas de paralysie générale (4). Ne serait-ce pas pour donner raison à ceux qui ont avancé que ce qu'on appelle aujourd'hui la cause directe des psychoses, l'élément pathogénique, l'infection,

(1) Régis, *op. cit.*, 23.
(2) Duprat, *loc. cit.*, 75.
(3) *Ann. méd.-psychologiques*, 1881 (art. du docteur Sauze).
(4) Cf. l'article du Dr Cullerre, dans la *Chron. méd.*; 1908, 792.

le virus, n'a pas l'importance décisive qu'on est porté à l'attribuer ? Tout au moins ne suffit-il point par lui-même, il faut quelque chose de plus. Au temps du grand Roi, « on ignorait nos sensibilités exaspérées qui, de presque tout contemporain, font un candidat aux troubles nerveux ou psychiques. On ignorait le surmenage sous toutes ses formes, l'âpre lutte sociale qui, de nos jours préparent si énergiquement le naufrage des cerveaux aux prises avec l'agent infectieux ou toxique ». CULLERRE.

CHAPITRE VI

Qu'entend-on par dégénérescence ? — Il n'y a pas de dégénérés supérieurs, il y a des désharmoniques. — La « césarite » du professeur Lacassagne.

Il est un mot qui a pris, en psycho-pathologie, un sens tellement vague, qu'il suffit à désigner toutes sortes de troubles de l'esprit : combien de neurologues et de psychiâtres emploient à tout propos et souvent hors de propos le terme de dégénéré.

Qu'est-ce, en réalité, que la dégénérescence?

On s'en tient généralement à la définition de Magnan et Legrain (1), que nous transcrivons ci-dessous :

La dégénérescence est l'état pathologique de

(1) Magnan et Legrain, *les Dégénérés* (Biblioth. Charcot-Debove).

l'être qui, comparativement à ses générateurs les plus immédiats, est constitutionnellement amoindri dans sa résistance psycho-physique et ne réalise qu'incomplètement les conditions biologiques de la lutte héréditaire pour la vie. Cet amoindrissement, qui se traduit par des stigmates permanents, est essentiellement progressif, sauf régénération intermittente; quand celle-ci fait défaut, il aboutit plus ou moins rapidement à l'anéantissement de l'espèce.

A cette définition, qui vise exclusivement l'espèce humaine, nous préférons la suivante, beaucoup plus compréhensive dans le sens biologique : « La dégénérescence est une maladie d'abord acquise, ensuite héréditaire, caractérisée par une diminution progressive des moyens de défense de l'organisme et aboutissant à la stérilité ou à l'extinction des individus ou de leur descendance (1). »

La dégénérescence apparaît moins « comme une maladie autonome proprement dite, que comme un processus contraire à l'évolution, et résultant de l'usure de l'organisme par l'accumulation de tous les résidus des maladies et des tares, tant individuelles qu'ancestrales ». Ces tares constituent ce que l'on appelle les *stigmates de la dégénérescence*.

(1) Docteur RENÉ LARGER, *Théorie de la Contre-Évolution ou dégénérescence par l'hérédité pathologique;* Paris, F. Alcan, 1907.

Dans les races trop civilisées, ou, comme on dit en paléontologie, trop spécialisées, peu de familles sont absolument normales ; plus ces familles sont d'essence supérieure, plus elles comptent de dégénérés ; elles commencent par la prédisposition, ou dégénérescence sporadique, pour aboutir à la dégénérescence avérée et finir par la dégénérescence complète.

Au résumé, la dégénérescence est constituée « par l'ensemble des défectuosités organiques, d'origine héréditaire ou acquise, qui crée des aptitudes morbides nouvelles (1) ».

La clinique montre souvent les déviations psychiques, allant de pair avec les déviations physiques ; mais les tares d'ordre intellectuel ne sont pas fatalement associées aux tares physiologiques ; les doses de dégénérescence physique et morale ne sont pas toujours, pour employer l'expression de Landouzy (2), adéquates ; « à telle enseigne que la dégénérescence peut porter si partiellement sur les sphères intellectuelles de l'individu, que celui-ci, aux yeux du commun, pourra passer pour n'avoir, par exemple, que le visage disgracié de la nature. N'empêche que, d'or-

____

(1) A. Joffroy, Leçon faite à Sainte-Anne, en nov. 1899 : Gaz. hebd., 16 fév. 1900.

(2) *Aperçus de médecine sociale.*

dinaire, question de plus ou moins, question de choses frustes ou éclatantes, tout dégénéré, tout *désharmonique* au physique, l'est en quelque point au moral, le dégénéré, même *supérieur* — comme disent les psychiâtres — trahissant au physique, par quelques fissures, sa dégénérescence ; et cela alors que ses tares physiques sont si grosses qu'elles sautent aux yeux ».

Retenons ce néologisme de *désharmonique*, proposé par le regretté doyen de la Faculté de médecine parisienne ; il est assurément de beaucoup préférable au terme péjoratif de *dégénéré*, surtout si on applique celui-ci à des hommes qui, en dépit de leurs tares dégénératives, « ont trouvé moyen, par leur génie, de *régénérer* l'humanité ». *Dégénérés*, Socrate, Pascal, Descartes et tant d'autres ! Malgré tout, notre instinct répugne à cette appellation, qui prend apparence injurieuse ; *désharmoniques* est, sans conteste, plus acceptable.

A côté de ces esprits supérieurs, qui ont dû à la prépondérance d'une ou plusieurs de leurs facultés, de voir leur nom inscrit dans l'Histoire, il en est d'autres qui, par des voies différentes, ont pénétré de plain-pied dans son domaine : ce sont les chefs d'État.

Des psycho-pathologues se sont trouvés, qui ont consacré leur labeur à l'étude des maisons souveraines et des familles aristocratiques, parce que ce sont les seules dont on puisse suivre l'évolution avec sécurité pendant de longues années ; d'autre part, parce que, plus que personne, les maisons royales ont connu l'accumulation des causes qui, au travers des dynasties, ont multiplié et fixé les tares de dégénérescence (1). On est arrivé à cette constatation, que les familles et les races paient de leur dégénérescence, physique et morale, et de leur vie même, l'élévation d'un des leurs. Le développement intellectuel amène les névropathies et, comme conséquence, la dégénérescence et l'extinction de la race (2).

L'ivresse du pouvoir conduit ceux qui l'exercent à la dégénérescence, d'autant plus sûrement que ce pouvoir est exercé avec plus d'absolutisme et sans frein régulateur. « L'influence dissolvante du pouvoir absolu sur la personnalité humaine fait les tyrans et les monstres couronnés (3). » La même idée a été exprimée par Victor Hugo (4), dans ces lignes qui méritaient d'être reproduites :

Tout autocrate est dans une situation particulière.

(1) LANDOUZY, *loc. cit.*.
(2) P. JACOBY, *op. cit.*, 2ᵉ éd., Préface.
(3) *La Folie dans l'histoire*, par **A. CULLERRE** : extrait du t. III du *Traité international de psychologie comparée*.
(4) *Post-scriptum de ma vie*, 31.

Le pouvoir absolu enivre comme le génie, mais il a cela de redoutable qu'il enivre sans contrepoids.

L'homme de génie et le tyran sont, l'un et l'autre, pleins d'un démon : ils sont tous deux souverains ; mais, dans l'homme de génie, la raison étant égale à la puissance, l'esprit reste en équilibre. Dans le tyran, l'omnipotence étant habituellement accompagnée de la toute-bêtise, et d'ailleurs purement matérielle, la cervelle misérable bascule à chaque instant.

Nous retrouvons là cette forme spéciale de la monomanie des grandeurs que notre éminent ami, le professeur Lacassagne, a baptisée du terme, heureusement imaginé, de *césarite*. D'après le savant professeur, dans l'éclosion de cette maladie, l'hérédité est peu, le milieu est tout. Mais l'action dissolvante du milieu est le plus souvent favorisée par l'hérédité psychopathique, résultant d'alliances ou consanguines, ou s'opérant dans un cercle étroit de famille (1).

Ceci ouvre une nouvelle série d'aperçus que nous exposerons et développerons à une autre place.

(1) CULLERRE, *op. cit.*, 456.

CHAPITRE VII

Éclairer la clinique du passé par les connaissances du présent, confronter, si l'on peut
ainsi parler, la pathologie des temps disparus
avec celle qui est professée par nos maîtres
contemporains, est à proprement parler faire
de l'histoire médicale. Assembler des textes et
des pièces d'archives, colligés et contrôlés
selon les méthodes de la critique historique,
les commenter, les interpréter avec les lumières
de la science biologique, rechercher la part du
facteur pathologique, et plus spécialement de
l'élément mental, dans les déterminations des

personnages qui conduisent les événements, ou dans les événements eux-mêmes, cela est du domaine de la médecine historique.

Mais si la médecine historique est nettement distincte de l'histoire de la médecine, souvent elles se rapprochent pour se donner un mutuel appui. La pathologie historique doit appeler à son aide l'histoire médicale. Quelques exemples feront mieux saisir notre pensée.

Voici une lettre de Louis XI, adressée au prieur de Notre-Dame de Salles, à Bourges :

Maistre Pierre, mon amy, je vous prie tant comme je puis que vous priiez incessamment Dieu et Notre-Dame de Salles pour moy, à ce que leur plaisir soit m'envoyer la fièvre quarte, car j'ay une maladie dont les physiciens dizent que je ne puis être guéry sans l'avoir; et quand je l'auray, je vous le feray savoir incontinent.

Voulez-vous entendre comment Voltaire, qui passe pour l'incarnation du bon sens, a interprété cette missive? Le passage se trouve dans son *Essai sur les mœurs*.

On a conservé, écrit l'historien philosophe, des lettres de Louis XI à je ne sais quel prieur de Notre-Dame de Salles, par laquelle il demande à cette Notre-Dame de lui accorder la fièvre quarte qui soit bonne pour sa santé. L'impudent charlatanisme des médecins était donc aussi grand que l'imbécillité de Louis XI (*sic*), et son imbécillité est égale à sa tyrannie... Il ne faut connaître l'histoire de ce temps-là que pour la mépriser.

Eh bien, Voltaire, malgré tout son esprit, s'est complètement fourvoyé ; et c'est un médecin qui a réussi à donner une interprétation satisfaisante d'un passage qui a si fort intrigué les historiens.

Notre-Dame de Salles était le sanctuaire où se rendaient les paludéens de la Sologne ; c'était un pèlerinage réputé pour le paludisme, comme Saint-Hubert pour la rage. Pourquoi Louis XI demandait-il au prieur de cette église de le gratifier de la fièvre quarte ? La pathologie médiévale va permettre de fournir la réponse.

Il était admis, au moyen âge et bien avant le moyen âge, puisque c'était l'opinion du Père de la médecine lui-même, que les sujets qui ont des accès de fièvre quarte ne sont jamais atteints du mal comitial, autrement dit l'épilepsie. « Si l'épileptique est une fois saisi de la quarte, lit-on dans les traités médicaux qui se sont inspirés des livres hippocratiques, le plus du temps (la plupart du temps), il s'en porte mieux. » Ainsi il nous est révélé que Louis XI était sujet à des crises de haut-mal. Et si quelque doute subsistait, il serait levé par la connaissance des médications prescrites à l'ombrageux monarque. Que lui ordonnèrent, en effet, ses médecins ? Tout ce qui était vanté, à cette époque, pour l'épilepsie : d'abord, le sang humain, le remède spécifique, par excellence, du *morbus sacer*. On croyait que le roi prenait ce remède pour réchauffer son sang appauvri, pour se redonner de la jeunesse, en se plongeant, chuchotait-on parmi le peuple, dans des bains de sang d'enfants nouvellement égorgés. Fables que tout cela ! Ces « terribles et merveilleuses médecines » étaient peut-être considérées comme un puissant moyen de résurrection, au même titre que la transfusion sanguine ou les injections de sérum artificiel pratiquées actuellement par nos thérapeutes, mais le roi les prenait surtout pour guérir son épilepsie.

Bien que les chroniqueurs soient muets sur ce point, nul doute que Louis XI n'ait été affligé de cette névrose : les cautérisations au fer rouge sur l'occiput et les bosses frontales, les scarifications encéphaliques, l'or potable, recommandé encore de nos jours comme antispasmodique, le traitement anti-hypnotique qui consistait à dormir la tête haute et avoir celle-ci très protégée, la prohibition du sommeil pendant la journée, suffiraient pour avérer l'épilepsie. La médecine médiévale préconisait, pour cette maladie, l'hysope qui agissait sur le rein ; le fumeterre, qui dégageait le foie ; l'ongle du pied d'élan, qui passait pour guérir la maladie d'Hercule, — nom donné, comme l'on sait, à l'épilepsie : on enchâssait cet ongle dans des anneaux et on en faisait des bracelets contre le mal caduc. On était également persuadé, au temps de Louis XI, que les plantes odoriférantes, comme la menthe, la rose, calmaient les convulsions : or, les comptes royaux mentionnent, à maintes reprises, l'achat de roses, qui devaient être payées cher, car elles étaient relativement rares à cette époque. Dans les mêmes comptes, on trouve la mention de lits rafraîchissants, lit à vent, lit de natte, que le roi emportait avec lui dans ses voyages, et l'on sait si Louis XI fut un grand voyageur.

Les pièces d'archives témoignent, en outre, que Louis XI usait de bains fréquents : était-ce pour apaiser ses nerfs, ou pour quelque dermatose ? l'une et l'autre supposition sont permises.

Le 8 juillet 1483, Louis XI faisait remettre mille écus au capitaine de ses nefs, pour aller en l'Isle-Vert et pays de Barbarie, quérir « aucunes choses qui touchoient très fort le bien et la santé de sa personne ». Deux navires et une barque, mis aux ordres d'un capitaine, embarquèrent à Honfleur trois cents soldats, des pages et des cuisiniers, aux dépens des « manants » des villes normandes, qui versèrent l'importante somme de dix mille livres, pour couvrir les frais de cette expédition.

St-Jacques, dite aussi l'île du Cap-Vert, alors seule île habitée de l'archipel, jouissait, aux dires des voyageurs qui y avaient séjourné, de la singulière propriété de guérir la lèpre ; sur la foi de l'un de ces voyageurs, un seigneur, Jean de Luxembourg, s'y était rendu, mais l'histoire ne dit pas s'il en revint guéri. Quoi qu'il en soit, voici quel était le traitement que les insulaires employaient. Ils saisissaient le moment où de grandes tortues venaient à marée basse brouter l'herbe du rivage, pour les saisir prestement, les retourner sur le dos, puis les tuer ; dans leur sang, on baignait « les infects et malades de la dite lèpre... » ; et celui qui nous fournit cette relation (1) ajoute : « quand ils sont secz, ilz se treuvent deux ou trois jours si roids qu'ilz ne se peuvent baigner et les fault appasteler comme à un josne oysiel, et puis après ilz se treuvent très bien, et cela les restrainct fort; par dedans, ils se purgent à mangier dudit poisson et grasse (graisse) de

----

(1) Eustache de La Fosse, *Voyages à la côte occidentale d'Afrique, en Portugal et en Espagne*, 1479-1480, publié par Fouché-Delbosc; Paris, 1897, in-8, 18-29 (Extrait de la *Revue hispanique*).

ladite tortue, à fachon (de façon) que en continuant, au bout de deux ans ils en sont bien guarys. »

Mais il y a plus : dès le mois de septembre 1482, le roi de France avait envoyé chercher « à grande diligence », à Florence, un remède qui passait alors pour guérir les tubercules de la peau : des « poix lupins » ; sans doute n'en tira-t-il pas grand profit, puisque l'expédition de l'Isle-Vert fut organisée l'année suivante. Qu'est-ce qu'il advint de cette expédition ? On présume qu'elle prit terre à l'île de Mai ou Maio, située au nord-est de Saint-Jacques, du Cap-Vert ; cette île de Mai était, en réalité, un îlot où l'on avait groupé, comme dans un sanatorium, ceux qui s'y rendaient pour s'y traiter de l'endémie lépreuse.

Voilà donc des textes probants. Si on les rapproche de l'attestation d'un contemporain de Louis XI, Thomas Basin, affirmant que le roi avait la lèpre, ou une affection y ressemblant fort, on voit la confirmation que l'histoire en reçoit. Quelle vive lumière ces documents jettent-ils sur la psychologie de Louis XI, son humeur atrabilaire, la claustration étroite qu'il s'imposa dans les derniers temps de sa vie (1) !

(1) V. l'*Hist. de la Marine franç.*, par Ch. DE LA RONCIÈRE, t. II, 1900, 393.

Sous François Ier, il fut, comme sous Louis XI, organisé des expéditions maritimes, qui ne laissèrent pas d'exciter la curiosité des contemporains. Un capitaine de navire, Jean Bellanger de Béserets, fut, à maintes reprises, chargé de missions secrètes au Brésil, dont il revenait chaque fois avec une cargaison de bois. On sut plus tard que le roi avait acquis, lors d'un séjour qu'il fit à la Rochelle, de corsaires normands, leur butin, composé, entre autres produits, de bois gayac ou palme saincte (1). Lorsqu'on sait à quel usage servait cette substance, on ne doute plus que le royal avarié (2) n'ait fait cette acquisition à bon escient.

On voit, par ce que nous venons d'exposer, la multiple vérification de cet axiome de médecine : « *Naturam morborum ostendunt curationes* » : la nature du mal est reconnue par le

(1) La Roncière, *op. cit.*, t. III, 1906, 291 ; cf. *Cron. du roy François Ier*, édit. Guiffrey, 421.

(2) La syphilis de François Ier ne saurait être contestée (Cf. notre *Cabinet secret de l'histoire*, 1re série). Il a paru dans les « Comptes rendus de la Commission royale d'histoire » de Belgique, t. V, 1853, 321-3, deux lettres chiffrées, écrites à Charles-Quint, en décembre 1527 et janvier 1528, lettres relatives à une « maladie honteuse » survenue à François Ier, et qui ne laissent aucun doute sur l'avarie du roi-chevalier. Il est question, dans l'une de ces lettres, du « bois des Indes », dont François Ier faisait usage contre son mal.

traitement qui a réussi à le guérir. Grâce à une connaissance parfaite de l'évolution de notre art et, plus spécialement, de la thérapeutique d'autrefois, il devient aisé d'élucider des problèmes dont les historiens les plus qualifiés ont dû renoncer à poursuivre la solution.

Dans combien de circonstances ces historiens se sont-ils trouvés en présence de faits analogues, qui leur ont semblé d'indéchiffrables énigmes, faute d'avoir eu recours à la science particulière d'un homme versé dans la connaissance des documents médicaux ?

Qu'ont-ils compris, par exemple, à la folie de don Carlos, à son changement subit d'humeur, à la transformation de simples bizarries en folie véritable, jusqu'au jour où, s'appuyant sur les travaux relatifs aux névroses paludiques chez les dégénérés, un savant est venu montrer que l'état démentiel de don Carlos provenait d'accès intenses de fièvre quarte, enregistrés d'ailleurs par les ambassadeurs vénitiens accrédités à la cour d'Espagne (1) ?

(1) Les relations des ambassadeurs vénitiens ont déjà fourni une contribution importante à la psychologie des personnages historiques, à cause des nombreux détails physiologiques qu'ils ont recueillis, et dont ils se sont montrés en général très friands (Cf. *Arch. des missions scient. et littér.*, t. Ier, 2e sér., 1re livraison, 1864, 132-133, 142, 146, etc.). On a fait également, dans les archives diplomatiques, les trouvailles les plus inattendues (Cf. *Revue*

Que de découvertes restent à faire, combien ont été déjà recueillies, dans des monographies ou des ouvrages spéciaux, d'observations se rapportant à la maladie ou à la mort d'un personnage historique (1) ?

Le médecin Zimmermann a laissé le rapport détaillé des derniers moments de Frédéric II, et a donné, occasionnellement, les aperçus les plus curieux sur la singulière constitution de ce monarque intempérant (2). Au chirurgien espagnol Daza Chacon, chirurgien de Philippe II, on doit le récit de la blessure, du traitement et de la guérison de don Carlos (3). La relation de la dernière maladie de Ferdinand VI, roi d'Espagne, par son médecin ordi-

des *Tradit. populaires*, 1898, 249, 637 ; *Rev. des Études histor.*, 1903, 443 ; *Chron. méd.*, 1905, 637 ; *Remèdes d'autrefois*, 1ᵉ sér., 97 ; les *Rapports* de Saint-Simon pendant son ambassade en Espagne, etc.).

(1) Dans les vieux ouvrages de médecine, nous avons découvert de nombreuses relations, écrites par des hommes de l'art, sur des maladies de grands personnages, relations qui nous ont servi à établir un diagnostic rétrospectif, notamment pour Richelieu, Henri IV, Mme de Sévigné, Couthon, Mme de Staël, etc. Cela nous a permis de rectifier bien des erreurs historiques, ou de suppléer à bien des lacunes.

(2) V. dans notre ouvrage sur les Hohenzollern, *Folie d'Empereur*, le chapitre sur Frédéric II (le Roi philosophe) ; et, dans *Une Allemande à la Cour de France*, aux pièces justificatives, *les Derniers Moments de Frédéric II.*

(3) Docteur GUARDIA, *la Médecine à travers les siècles*, 232 et suiv.

naire, n'a pas été mise à profit par les historiens autant qu'elle eût pu l'être (1) ; c'est une page des plus attachantes de psychopathologie historique. *Le Journal de la dernière maladie et la mort de Mirabeau*, par Cabanis, peut servir à éclairer la psychologie du célèbre tribun. De même, on ne saurait négliger les Mémoires d'O'Méara et d'Antommarchi sur Napoléon, si l'on veut connaître l'immortel Empereur *intus et in cute.*

On ne connaît pas assez les ressources que pourrait puiser dans l'Histoire médicale la grande Histoire, et que de parti pris elle néglige.

Vous connaissez le singulier privilège dont jouissaient jadis les rois de France, de guérir par grâce divine « les scrofules, dites coustumièrement escrouelles », pour employer le langage d'Ambroise Paré. Le *toucher* était le premier geste du roi chrétien (2) ; commencée avec Clovis, cette pratique devait subsister jusqu'à Charles X. Grâce à la chronologie des sacres, il a été possible de reconstituer tout un chapitre de nosographie (3). N'est-ce pas,

(1) ID., *ibid.*

(2) V. notre monographie sur « Le Toucher royal », dans *Remèdes d'autrefois*, 2e série, Paris, 1913 ; et « le Mal du Roi », par le docteur E. BRISSAUD (extrait de la *Gazette hebdom. de méd. et de chir.*).

(3) De même, il a été possible de dater les grandes épi-

en effet, dans l'étude des textes historiques, comme dans les gravures représentant la cérémonie, et où nous voyons une multitude de malades se presser au-devant du souverain, que se trouve le témoignage le plus manisfeste de l'endémie strumeuse, au delà comme en deçà de la Manche ? La lecture des livres anciens de médecine n'a que confirmé cette notion acquise d'autre part ; il suffit d'ouvrir un ouvrage du commencement du dix-septième siècle, et dont l'auteur était un des archiâtres de Henri IV, pour acquérir la certitude que la scrofule, nous dirions aujourd'hui la scrofulo-tuberculose, est, dès cette époque, une affection fréquente, une maladie populaire, particulière à quelques contrées, comme certaines régions d'Espagne. Il venait chaque année plus de 500 Espagnols en France, pour se faire toucher par le roi (1) ; et, ce qui surprendra da-

démies de peste par les chapelles élevées à saint Roch. (Les grandes épidémies wallonnes, datées par les chapelles de saint Roch, par le docteur Beugnies, de Givet : *Chronique médicale*, août 1911, 15).

(1) « Les Espagnols surtout, peuple strumeux et craignant Dieu, venaient en grands pèlerinages. Après la mort de saint Louis, leur affluence diminua tout à coup. Des Catalans s'étaient procuré un doigt du roi défunt, qu'on faisait toucher aux scrofuleux pour leur éviter le voyage. » Durant sa captivité à Madrid, le royal prisonnier (François Ier) fut assailli par tous les écrouelleux de la péninsule, momentanément blasés sur la vertu du doigt de saint Louis (Boissacq, *loc. cit.*).

vantage, c'est que, dès cette époque, on croit à la contagiosité des écrouelles malignes (celles qui suppurent) ; si bien que, dans la ville du sacre, à Reims, une pieuse demoiselle fondait, sous le règne de Louis XIII, un hôpital d'isolement, réservé au « mal qui se communique » : notons, en passant, que le sanatorium pour tuberculeux n'est pas une idée aussi moderne qu'on l'enseigne d'ordinaire.

Voilà donc un fait, médical et historique à la fois, dont la connaissance nous est révélée par un médecin qui ne fait pas fonction d'historien. Nous en pourrions produire quantité d'autres.

On peut l'avancer, sans risquer d'être téméraire, les services que les médecins ont rendus à l'histoire sont considérables ; on ne les ignore que trop communément.

Un de nos modestes confrères de la province (1), dont l'érudition laborieuse n'a peut-être pas été estimée à sa valeur, a énuméré ces services ; nous les rappellerons d'après lui.

« Les uns, en tant que médecins de souverains, ont, par la relation de l'état morbide de leurs augustes clients, donné souvent la clef de problèmes historiques. D'autres, médecins d'armée, ont fourni des mémoires, qui éluci-

(1) *Du rôle des médecins dans les études historiques*, par le docteur PAUL FABRE, de Commentry.

dent bien des points dans l'histoire des entreprises militaires auxquelles ils ont assisté.
D'autres encore, chargés de soigner *in extre-
mis* des hommes célèbres, ou simplement de
faire leur autopsie, ont laissé de vrais documents très utiles pour l'Histoire. Enfin, il est
aussi des médecins qui, par leur situation,
leurs goûts ou leurs aptitudes, se sont conten-
tés de transmettre aux générations futures la
relation générale des faits qui se sont passés
sous leurs yeux et de leur temps. » Ceux-là,
ce sont les annalistes ou les historiographes.

C'est à un médecin qui avait vécu à la cour
du roi des Perses, Artaxercès Mnémon, que l'on
doit l'histoire de ce royaume ; le même écrivit
l'histoire de l'Assyrie et celle des Indes, « recueil de traditions mythiques, relatives à la
civilisation indoue, plutôt qu'une véritable histoire de ce peuple ».

Un autre médecin annaliste, le médecin de
Cléopâtre, est l'auteur d'un récit de la mort de
cette reine, qui n'est malheureusement pas
parvenu jusqu'à nous ; l'historien des mœurs
du Bas-Empire n'était-il pas lui-même médecin ?

A nous rapprocher des époques modernes,
les noms se pressent sous notre plume. Richer
nous a laissé une chronique médicale du règne

des derniers Carolingiens, qui rappelle vaguement le *Journal de la Santé de Louis XIV*, dont il sera tout à l'heure question.

Est-il plus attachante figure que celle de Cornélius Agrippa, de Nettesheim, qui, attaché comme astrologue à la maison de Marguerite d'Autriche, sœur du roi Philippe II (1) et gouvernante des Pays-Bas, fut nommé, par sa gracieuse entremise, historiographe officiel de l'empereur Charles-Quint ? Où trouver des informations plus circonstanciées et plus véridiques, sur les péripéties du procès et de l'exécution de Marie Stuart, ailleurs que dans le journal de son archiâtre ? Dominique Bourgoing, « professeur de pharmacie » et un des médecins attachés à la personne de Henri III, avait quitté la France, pour remplacer auprès de l'infortunée reine d'Écosse son vieux médecin qu'elle venait de perdre ; lui-même ne survécut que peu à sa royale cliente.

Veut-on avoir une relation exacte de la dernière maladie de Cromwell ? Qui pourrait en être mieux instruit que celui qui donna ses soins au *lord Protecteur ?* George Bate, plus connu comme auteur d'une *Histoire abrégée des Mouvements d'Angleterre*, après avoir été le

____

(1) Sur les relations du docteur Vallez avec Philippe II, voir les *Annales médico-psychologiques*, 1868, t. XI, 132.

premier médecin de l'usurpateur, devint, à la restauration des Stuarts, l'archiâtre de Charles II.

Franchissons le détroit et revenons dans notre pays. Transportons-nous à la cour de Louis XIII, et cherchons à nous renseigner sur ce qui s'y passe; pénétrons dans les coulisses et cherchons un guide, un témoin informé, un observateur sagace. Ne lui demandons ni modération, ni impartialité, ni vues larges, ni indulgence : il a des violences de parti pris, une verve sarcastique; mais Gui Patin n'a-t-il pas pris pour devise : « Je ne me butte contre rien et ne me rebute de rien ? » Et il foncera sur « le Mazarin », sans s'inquiéter de savoir si ce ministre n'a point racheté ses vices et nombreux défauts, par une politique dont les heureux résultats attestent l'habileté.

Une chose qu'on ne saurait contester, c'est que, quand on a lu ses *Lettres*, la société où vivait Gui Patin nous est parfaitement connue. On s'identifie, en quelque sorte, à cette société active, remuante, passionnée, à ses mœurs, à ses usages, aux troubles qui l'ont agitée. C'est le point de vue le plus vrai, le plus sûr, parce qu'il est plein de faits, de mouvement, et comme palpitant de réalités (1). Caustique, médisant,

(1) Notice sur Gui Patin, en tête de l'édition de ses *Lettres*, par J.-H. Réveillé Parise, t. I ; Paris, 1846, XXXVII.

sans doute ; mais lorsqu'on connaît l'état de la société de son temps, les passions qui l'agitèrent comme on se sent disposé à l'excuser ! Sa franchise un peu rude, l'expression toujours libre de sa pensée nous le rendent presque sympathique. Et quelle ardeur de conviction, jusque dans l'erreur !

Pour ce systématique, l'antimoine est un poison véritable, et l'employer, c'est commettre sciemment un assassinat ; apprend-il que les médecins du roi y ont eu recours, il les nomme, sans plus de façon, *aulici medicastri et alii nebulones*. Accusation justifiée dans quelque mesure, si l'on songe qu'à cette époque, les charges de médecin de la cour se vendaient au plus offrant.

Lorsque le jeune roi Louis XIV tomba malade à Calais, en 1656, à qui les archiâtres attribuèrent-ils son rétablissement ? Au vin antimonié ; il n'en fallut pas plus pour exciter la bile de Gui Patin, cet acariâtre contempteur des doctrines médicales de son temps.

Les médecins de la Cour méritaient, en partie, ces critiques ; ils étaient souvent choisis plus pour leurs qualités d'intrigues, que pour leur science. Leur position parfois les mêlait à la politique. Adam Fumée, médecin de Charles VII, fut revêtu, par son souverain, de la charge de Garde des Sceaux de France. Coitier, médecin de Louis XI, exerçait, sur l'esprit de ce prince, une influence telle qu'il provoquait les destitutions des fonctionnaires dont il convoitait la place, et il était si rude au roi, au témoignage de Comines (1), « que l'on ne diroit pas à un vallet les outrages et dures paroles qu'il luy disoit ». Comines a dédié ses *Mémoires* à un médecin, du nom d'Angelo Catho, natif de Bénévent, dans le royaume de Naples, et qui dut à la protection du favori du roi la place de distributeur des aumônes royales et plus tard l'archevêché de Vienne. Louis de Bourges, médecin de François Ier, eut une grande part à la délivrance de ce prince, prisonnier de Charles-Quint. Miron, médecin de Henri III, fut entièrement à la dévotion de Catherine de Médicis et favorisa l'évasion du duc d'Anjou, de Pologne, en le faisant passer pour malade. Richelieu avait pris un moment ombrage de l'influence que paraissait prendre Héroard sur Louis XIII, en un temps où le soupçonneux cardinal ne connaissait pas encore le caractère du roi, ni l'extrême modestie et le défaut d'ambition du médecin à qui Henri IV avait confié l'éducation de l'enfant royal.

(1) *Mémoires*, t. I.

Vautier, qui avait toute la confiance de Marie de Médicis, se trouva transformé en une manière de chef de parti ; et *le parti Vautier*, un moment triomphant, faillit obtenir de la faiblesse du roi le renvoi du puissant cardinal-ministre. Vautier fut plongé dans les cachots de la Bastille, « où il put méditer sur les inconvénients auxquels on s'expose, en sortant de sa profession pour se mêler de politique ». La rigueur avec laquelle on le traita prouve l'importance du rôle qu'il avait dû prendre (1). Relâché après douze ans de captivité, Vautier reparut à la Cour, devint médecin de Mazarin (2), puis premier médecin de Louis XIV.

Vallot fut désigné pour succéder à Vautier ; c'est lui que Louis XIV, « qui aimait l'ordre et la régularité en toutes choses », chargea de rédiger un journal de sa santé, que ses successeurs n'eurent qu'à tenir à jour.

Quiconque n'a pas lu et médité le *Journal*

(1) *Les Médecins au temps de Molière*, par Maurice Raynaud ; Paris, 1863, 134.

(2) Le médecin Cureau de la Chambre, qui fut de l'Académie française, était devenu le confident, toujours écouté, de Mazarin. Son habileté à juger les gens d'après leur physionomie, fit de ce médecin l'oracle de la destinée politique de bon nombre d'hommes d'État du grand siècle. Louis XIV le tenait en haute estime et il joua auprès du monarque le rôle presque exclusif de conseiller privé.

de la santé du roi (Louis XIV), par ses trois premiers médecins, ignore des particularités précieuses, dont la connaissance aide prodigieusement à mettre en pleine lumière la physionomie de ce prince, si diversement jugé, et quantité d'événements importants de son règne. Si Voltaire avait eu entre les mains le journal si curieusement instructif de Vallot, d'Aquin et Fagon, il eût à coup sûr conçu et tracé autrement son tableau du règne de Louis XIV (1). » Et le médecin-historien qui formule ce jugement ajoute qu' « il serait à souhaiter que les médecins des hommes qui ont tenu entre leurs mains le sort des nations nous eussent laissé des mémoires particuliers ; l'appréciation des personnages historiques en deviendrait plus facile ». Quels documents précieux seraient, en effet, des mémoires de Jacques Coictier sur Louis XI ; ou de Henri de Mondeville, premier chirurgien de Philippe le Bel, sur le souverain confié à ses soins ! Mais consolons-nous de ceux que nous n'avons pas, par ceux qui nous sont parvenus.

Quel extraordinaire monument de flatterie, mais aussi quel incomparable document pour l'histoire, que le *Journal* rédigé par les archiâ-

(1) *La Médecine à travers les siècles*, par le docteur GUARDIA, 215.

tres du grand Roi ! Sans chercher le synchro-
nisme des événements du règne avec les fluctuations du tempérament du monarque ; sans
nous soucier d'établir un rapprochement trop
étroit entre certains faits historiques et les
petits mystères de la garde-robe, ou les secrets
de l'antichambre, il nous a été aisé de relever
dans ce *Journal*, non seulement des traits de
mœurs médicales (encore un exemple de la
fusion de l'histoire de la médecine avec l'histoire), qui prouvent que Molière n'a nullement
poussé à la charge, quand il a mis en scène les
doctes membres de la Faculté ; mais, sur la
thérapeutique même du dix-septième siècle,
sur l'hygiène telle qu'elle était observée à la
Cour, le *Journal* est venu nous apporter des
lumières inespérées.

La plus belle conquête qu'ait faite la thérapeutique moderne, c'est sous Louis XIV qu'elle
se fit. Comme pour l'antimoine, il fallut attendre
que l'auguste patient eut besoin de quinquina,
pour que ce remède, alors dans sa nouveauté,
reçut en France ses lettres de naturalisation.
A Louis XIV nous devons encore d'avoir hâté
le triomphe de l'émétique, d'avoir approuvé et,
par suite, sanctionné l'usage de l'ipécacuanha.

L'ipéca avait réussi à guérir le dauphin d'un
flux de sang : Louis XIV autorisa le médecin

hollandais Helvétius à l'expérimenter à l'Hôtel-Dieu ; un grand nombre de malades ayant été guéris par son emploi, Helvétius obtint en récompense le privilège exclusif de débiter sa drogue, plus une gratification de mille écus.

Dans une autre circonstance, les médecins du grand Roi lui avaient prescrit l'usage quotidien d'un verre d'eau à jeun. Afin de se procurer une boisson de choix, Colbert n'hésita pas à s'adresser à l'Académie des sciences, récemment fondée, et à lui prescrire d'examiner celle qui présentait les meilleures qualités de potabilité. Le rapporteur désigné par l'Académie, le chimiste Bourdelin, se prononça pour les sources de Carpaux et de Ville-d'Avray : ainsi, il ne fallut « rien moins que l'intervention accidentelle de la personnalité royale, pour réveiller un moment de son séculaire abandon la capitale question des eaux potables, que notre époque de lumière et de progrès n'a pu pratiquement résoudre, qu'en reprenant, sans notable perfectionnement, les traditions de l'antiquité (1) ». N'est-il pas permis de dire que peu de rois ont autant fait que Louis XIV pour la santé de leurs sujets (2) ?

(1) *La Vie pathologique du Grand Roi*, par M. LOUIS DELMAS : *Chronique médicale*, 15 sept. 1902, 587.

(2) DAREMBERG, *la Médecine : histoire et doctrine*. Paris, 1865,

Véritable recueil d'observations, le *Journal de la santé du Roi* (1) est le tableau le plus fidèle, l'aperçu le plus exact des doctrines médicales du dix-huitième siècle; il montre, mieux que tous les traités, la pratique des célèbres médecins qui l'ont rédigé et il nous fait ainsi, en quelque sorte, assister à leur clinique (2).

Bien différent en cela du *Journal d'Héroard*, sur l'enfance et la jeunesse de Louis XIII, qui donne surtout des détails d'éducation et nous dévoile les moindres méandres de la psychologie du roi-enfant, le *Journal de la santé de Louis XIV* est cependant autre chose qu'un journal des digestions, comme Michelet appelle ironiquement le manuscrit d'Héroard; le médecin, ou plutôt l'historien de la médecine peut en tirer profit, au moins autant que le cuisinier; car, si c'est souvent à son appétit désordonné qu'il faut attribuer la plupart des maladies dont

247. Michelet avait déjà dit : « Les maladies des princes ont servi l'humanité, en ce sens que leurs médecins, pour des maux tout nouveaux, doivent chercher une science nouvelle. » J. MICHELET, *Histoire de France*, t. X, 359.

(1) Il a été édité à Paris, en 1862, par J.-A. LE ROI, conservateur de la bibliothèque de la ville de Versailles, sous le titre de : *Journal de la santé du roi Louis XIV*, de l'année 1647 à l'année 1711, écrit par Vallot, d'Aquin et Fagon, tous trois ses premiers-médecins, avec Introduction, Réflexions critiques et Pièces justificatives.

(2) LE ROI, *op. cit.*, IX.

le Roi-Soleil fut assailli, parfois c'est une tout autre cause qu'il faut incriminer.

On sait encore, par ce *Journal*, que le splendide palais de Versailles, que la séduisante retraite de Marly, n'offrirent pas toujours le confortable qu'on pouvait s'attendre à trouver en de telles demeures. Tantôt le roi était incommodé par une chaleur excessive, tantôt il grelottait de froid dans une chambre insuffisamment chauffée ; les fenêtres de la pièce où il couchait étaient si bien calfeutrées, qu'il était suffoqué par la chaleur étouffante qu'un grand nombre de gens, parfumés de poudre et de tabac, y apportaient et laissaient après eux. Comment s'étonner, dès lors, qu'en dépit des médications les plus énergiques, on n'ait pu venir à bout des fièvres qui minèrent, durant tant d'années, ce malheureux monarque, lorsqu'on apprend, toujours par le même *Journal*, que Louis XIV inspectait, par les plus mauvais temps et pendant des journées entières, les immenses travaux de terrassement qu'on faisait à Versailles et à Marly, dans des terres marécageuses, et que l'insalubrité du lieu où il résidait était entretenue par l'humidité et la puanteur de l'eau croupie et pestilentielle qui s'écoulait des fontaines de Versailles ?

Les archiâtres de Louis XIV nous révèlent

en outre cette particularité, que S. M. était tenue en éveil une partie de la nuit par — nous vous le laissons à deviner — par des punaises (1) ! Soyez donc l'autocrate le plus puissant de la terre, pour être molesté, importuné par d'aussi minuscules bestioles ! Exclamons-nous avec Sainte-Beuve : « O classe moyenne et aisée de nos jours, n'enviez pas l'hygiène et le régime du grand Roi dans ce qu'on appelle le plus poli des siècles. Un simple bourgeois aujourd'hui vit mieux, se soigne mieux, s'entend mieux au bien-être, que Louis XIV dans toute sa pompe (2). »

Ce qui ressort surtout de la lecture du memorandum journalier que nous venons d'analyser, c'est que le héros qu'on nous a toujours représenté dans sa majesté, est un homme de proportions ordinaires, qui nous inspire de la pitié, mais aussi de l'admiration pour la fermeté de caractère, l'égalité d'humeur dont jamais il ne se départit.

Quelles que soient la tyrannie de ses vertiges, les souffrances que lui causent ses troubles passagers ou ses infirmités, Louis XIV ne cesse de travailler, de conserver cet appareil de gravité et de dignité, qui en a fait le plus ma-

(1) Cf. le *Journal de la santé du Roi*, 320.
(2) *Nouveaux Lundis*, t. II, 367 et suiv.

jestueux et le plus glorieux des souverains.

Bien que faible et vulnérable par tant d'endroits, il oppose au mal la même résistance, qu'à ses ennemis ligués pour miner son empire et abattre sa superbe. Il lui a fallu aider la nature, dans son œuvre de destruction, pour qu'il ait succombé, à un âge d'ailleurs très avancé, aux efforts réunis de ses imprudences et des traitements qui lui ont été infligés.

Connaissant la vigueur de ce tempérament, est-il exact, de prétendre, comme l'ont allégué certains historiens et littérateurs, qu'il soit possible d'enregistrer « les effets et reflets de la politique de Louis XIV sur sa santé et de sa santé sur sa politique » ?

Sainte-Beuve, qui se souvenait de ses premières études — il avait, comme on sait, débuté par la médecine — et qui en avait conservé l'empreinte, Sainte-Beuve écrit (1) : « L'Histoire, aujourd'hui qu'elle en a les moyens, est désormais tenue à une chose : à noter si, pour certains actes, peu expliqués, de la conduite de Louis XIV, par exemple de brusques retours de l'armée, des revirements de déterminations dans les campagnes, il n'y a pas coïncidence d'un de ces accidents, de ces me-

_____

(1) *Nouveaux Lundis*, t. II, *loc. cit.*

naces d'accidents si soigneusement relatés par les médecins du roi. »

Lorsqu'on parcourt le journal des trois archiâtres de Louis XIV, il faut se défendre d'attacher, à leur imitation, trop d'importance aux moindres incommodités de leur royal client; ils s'arrêtent, avec une complaisance qu'on peut qualifier d'excessive, à des troubles qui passeraient inaperçus chez un sujet vulgaire et qu'ils élèvent à la hauteur d'un événement (1); mais cela n'empêche point de rechercher si des perturbations plus graves de la santé n'ont pu influer sur l'humeur et, conséquemment, sur les décisions du prince qui y a été soumis.

Que l'état moral, les préoccupations diverses, tenant à la politique ou aux affaires du royaume, aient eu quelque influence sur la santé royale, nombre de faits l'attestent (2). Dans quelle mesure s'est exercée cette influence, c'est ici qu'il faut se garder d'une imprudente exagération.

Certains historiens, enclins à de hâtives gé-

(1) Saucerotte, *l'Histoire et la Philosophie dans leurs rapports avec la médecine;* Paris, 1863, 95.

(2) V. dans le *Journal de la santé de Louis XIV* (édit. Le Roi), les coïncidences mentionnées, par l'éditeur du *Journal,* dans les notes 1 des pages 120, 123, 160, 201, 206, 268, 288, 331. Une des années dans lesquelles le roi éprouva le moins d'incommodités, fut celle de son mariage avec Mme de Maintenon (cf. note 1 de la p. 162).

néralisations, ont attribué à un épiphénomène une valeur causale d'une importance excessive. Pour Michelet, par exemple, le règne de François Ier se divise en deux périodes : *avant l'abcès* et *après l'abcès;* comme celui de Louis XIV sera coupé en deux morceaux bien distincts, et coupé par une opération chirurgicale : *avant la fistule* et *après la fistule.* « C'est le bistouri qui maintenant sectionne les chapitres des annales (1). »

A un autre endroit, Michelet dit crûment : « Henri IV signa entre deux diarrhées le rappel des Jésuites en France (2). » Comme quoi

(1) *L'Œuvre de Michelet,* par M. HENRY CÉARD (*Chronique médicale,* 15 juil. 1898).

(2) *Histoire,* t. XIII, 41. Voici le passage entier : « La Varenne s'immortalisa par une fondation pieuse. Devenu, par la grâce du roi, seigneur de la Flèche, il fit de cette petite ville une affaire fort importante et fort lucrative par l'église et le collège qu'il obtint pour elle, établissements qui y attirèrent du monde et au bon seigneur de gros revenus. Une telle cage voulait des oiseaux. La Varenne veillait le moment. En l'année 1603, le roi (Henri IV) étant très affaibli, malade au printemps, malade à l'automne et quelques jours seul à Rouen, il ne manqua pas son coup ; il lui fit signer, entre deux diarrhées, le rappel des Jésuites en France. » Ce La Varenne était un ancien marmiton qui, de son humble office, était monté, par degrés, au rang de cuisinier, de porte-manteau et de directeur des plaisirs du Roi. A force d'esprit, d'adresse et de services rendus, il devint un personnage important. A la mort de Henri IV, il se retire à La Flèche, « beau et riche collège que les Jésuites durent à sa protection et qu'il partagea avec les

un détail isolé, accidentel, devient trop souvent à ses yeux un fait dominant, caractéristique, dans lequel s'incarne l'esprit d'un personnage, quand ce n'est pas celui de toute une époque (1).

A-t-il à croquer la silhouette de la mère de François Ier, Louise de Savoie, c'est son nez qui retient l'attention du portraitiste : « ... Forte et grande figure, (elle) n'a pas besoin d'être nommée ; elle l'est par un trait saillant, le grand, gros nez, sensuel et charnu, de François Ier ; nez de bonne heure nourri, sanguin, comme l'ont les natures fortes et basses, tempéraments passionnés, souvent malsains et maladifs. Louise était toujours malade : tantôt la colère ou l'amour (jusqu'au dernier âge) ; tantôt la goutte aux pieds, aux mains, et des coliques violentes, qui l'emportèrent à la fin. »

Sa fille, Marguerite, sœur du roi, « est un parfait contraste. Il semble que la Savoyarde, dont elle fut le premier enfant, s'essaya à la maternité par cette faible et fine créature, le pur élixir des Valois, avant de jeter au monde *le gros garçon qui gâta tout*, le vrai fils de Gargantua. En lui, elle versa à flots et en-

bons Pères. » Cf. *l'Ancienne Alsace à table*, par Ch. GÉRARD, 230-2.

(1) L. HALPHEN, *l'Histoire en France depuis cent ans*, 86.

gloutit tout ce que sa nature donnait de charnel et de sensuel, de sorte qu'avec beaucoup d'esprit, la créature rabelaisienne tint pourtant du porc et du singe (*sic*). » Ah ! qu'en termes courtois ces choses-là sont dites !

Charles-Quint n'est guère mieux traité que son royal beau-frère ; mais ici Michelet fait entrer en ligne un facteur que nous avons démontré n'être point négligeable, pour établir la psycho-physiologie d'un personnage : ce facteur, c'est l'hérédité. L'historien a lu le traité de Prosper Lucas, sur cette question, qui a donné matière à tant de controverses, et ses théories l'ont enthousiasmé. Michelet « découvre » que Henri IV (1), Napoléon Ier (2), Charles-Quint (3) sont expliqués par leur hérédité (4).

Charles-Quint n'est-il pas le rejeton de trois aliénés : son arrière-grand-père, Charles le Téméraire ; son grand-père, Maximilien d'Autriche ; sa mère, Jeanne la Folle ? Sans nous arrêter à ce qu'a de discutable ce diagnostic, qu'un aliéniste de carrière hésiterait à

(1) *Histoire de France*, t. XII, 264.
(2) *Histoire de la Révolution*, t. VIII, 304.
(3) *Histoire de France*, t. IX, 334.
(4) Charlotte Corday est expliquée par son hérédité collatérale (sa parenté avec Pierre Corneille).

contresigner, au moins pour le Téméraire (1), poursuivons la citation : « Ce chaos d'éléments divers s'incarne en Charles-Quint... La vieille sève allemande est-elle en lui ? Oh ! non : Maximilien ne fut Allemand que par sa fougue du Tyrol. La noblesse du pays du Cid, de la castillane Isabelle, est-elle en lui ? Oh ! non, il a trop de sang d'Aragon, il procède de Ferdinand. La Flandre même, dont il est, qui est sa nourrice et sa mère, en a-t-il le vrai sens ? Flamand, très peu Flamand, il pressera à mort le sein de sa nourrice, en tirera le lait et le sang. »

Croisement des individus, croisement des races (2), tout a son importance pour notre historien national (3) ; encore se fût-il gardé de déductions hasardées : Diane de Poitiers « roule en elle le sang du Rhône, intrigant, violent, considérable, tempéré et assagi par sa transplantation dans le pays de sapience en Normandie (4) » ; Hollande et France : d'une part, « l'ardent ferment français » ; de l'autre, « l'héroïque persévérance du Nord (5). On est allé

(1) La folie du Téméraire est loin d'être prouvée (Cf. Aug. BRACHET, *la Pathologie mentale des rois de France*, CLVI-CLVII).

(2) Cf. *Notre France*, livre posthume de MICHELET, publié par sa veuve.

(3) C. JULLIAN, 314.

(4) *Histoire de France*, t. XI, 40.

(5) *Histoire de France*, t. XI, 333.

plus loin, depuis Michelet, dans cette voie, puisqu'on a cherché à établir un parallélisme rigoureux entre la nature du sol et la conformation du visage (1) !

Pour Michelet, le régime alimentaire du personnage ou du peuple dont on veut pénétrer la psychologie, n'est pas indifférent à connaître. « Dans un gouvernement idolâtrique, fondé sur la divinité de l'individu, ce point est grave. L'influence du cuisinier du premier ministre sur la France n'est pas moins grave, quoiqu'elle soit indirecte (2). » Le régime carné explique l'Angleterre, comme l'usage habituel du vin donne raison du caractère français. Mais c'est le tempérament, surtout, de l'homme qui préside aux destinées d'une nation, qu'il importe de connaître.

On peut user, poursuit Michelet, de procédés très divers pour étudier un règne. « Une fine interprétation est nécessaire pour lire certains mémoires ; mais généralement, c'est par une méthode simple, forte, disons mieux, grossière, qu'on peut comprendre la matérialité du temps. » Il s'agit, en l'espèce, du règne de Louis XIV. L'homme que l'on va juger est « d'importance énorme.... unique, qui dans les

____

(1) *Chronique médicale*, 1er fév. 1910, 72.
(2) *Histoire de France*, t. **XIX**, 31.

choses décisives, tranche selon son humeur et son tempérament variables. Avec toute cette masse de documents politiques, on se tromperait à chaque instant, si l'on n'avait une boussole dans l'histoire minutieuse et *datée attentivement* des révolutions de la cour, mieux encore, dans le livre d'or où, mois par mois, nous pouvons étudier la santé de Louis XIV, racontée par ses médecins MM. Vallot, d'Aquin et Fagon. L'immutabilité de la santé du roi est une fable ridicule. Il faut en croire ces docteurs, qui l'ont connu toute sa vie, et non pas Saint-Simon, qui ne l'a vu que dans ses dernières années, où il était ossifié et ne changeait plus guère. » Et dans son enthousiasme, Michelet qualifie le journal des médecins de Louis XIV, de « livre admirable, dont le poncif intrépide n'atténue pas l'adoration. Le roi, de page en page, est purgé et chanté (1) ».

Le physiologiste-historien a une façon à lui de traduire : *l'État, c'est moi.* L'État, met-il dans la bouche du Roi-Soleil, « l'État, c'est mon pouls et mon ventre ». La violente alimentation surexcitait Louis, au moins autant que Louvois. « Tout faisait fermenter en lui une humeur âcre. » Ce monarque absolu ne

____

(1) *Histoire de France*, t. XV, XII-XIV.

rencontrait qu'un contradicteur, mais devant celui-là il devait plier, courber son front olympien. Ce que nul homme aurait osé faire, la nature, elle, l'osait ! « Pendant qu'il se voyait, aux plafonds de Versailles, plus qu'homme, un soleil de beauté, de jeunesse et de vie, cette effrontée nature lui disait : « Tu es homme! » Elle se permettait de le prendre à l'endroit où tous sont humiliés. Il avait eu des tumeurs au genou et avait patienté. Elle lui en mit une à l'anus. Nul remède, que chirurgical, une opération toute nouvelle, partant fort solennelle, qui ne manquerait pas de retentir en Europe, dont la chirurgie ferait un triomphe, une éternelle fanfare pour glorifier l'opérateur hardi. Il allait devenir, comme cet homme de Molière, un *illustre malade*, une victime renommée, un fameux patient. On gardait ce secret encore, mais il ne pouvait tarder d'éclater... neuf mois entiers, il résista, recula, craignant l'éclat de cette affaire, pensant non sans raison que l'Europe en rirait et s'enhardirait par le rire. Dans un gouvernement tellement personnel, la chose était très grave. Un prince si cruellement contrarié au plus haut du triomphe même, pouvait céder aux plus cruels conseils. En réalité, Louvois régna seul (jusqu'en novembre, jusqu'à l'opération), et fit, avec la signature de ce malade, des choses excessives et féroces, insensées même (1). »

On voit le procédé, il s'est affirmé de plus en plus, depuis l'époque où Michelet se passionnait pour la lecture de Plutarque, « toujours occupé à peindre des individus », et qu'il trouvait admirable, parce que « les actions, les paroles où l'homme se fait connaître et qui peuvent fixer sa physionomie », c'est surtout ce que le biographe des hommes illustres cherche dans le secret de la vie privée (2)... C'est là qu'il aime à voir ses personnages, qu'il les surprend sans qu'ils y pensent, lorsqu'ils ne se sont pas arrangés pour paraître. Ces détails de la vie privée, « si précieux pour l'étude des mœurs, ont été souvent omis et ont dû l'être par ceux des anciens qui écrivaient l'histoire des peuples, et la délicatesse des modernes a été effarouchée de leur bassesse. Plutarque seul entre tous les écrivains a osé nous offrir ces naïves peintures (3) ».

(1) *Histoire de France*, t. XV, 336-7.
(2) Grâce aux renseignements fournis par ce biographe, un de nos confrères, le docteur A. Bosc, a pu étudier « les signes de dégénérescence chez les Hommes illustres de Plutarque ». Avant ce travail, Desgenettes avait publié des recherches médicales sur la « vie et le genre de mort des empereurs romains », d'après l'auteur grec : *Journal complémentaires du Dict. des Sc. méd.*, t. XXVII, 15 et 210.
(3) *Mon Journal*, par J. Michelet, 375 et suiv.

Bien qu'il avoue en quelque endroit (1), qu'il n'est « pas de ceux qui aiment attribuer les grands effets aux petites causes », Michelet se résigne néanmoins à laisser parfois « les grandes choses pour conter les petites ». Aussi s'est-il appesanti plus qu'il ne seyait peut-être, sur le règne de Louis XIV, qu'il a partagé de la manière que l'on sait, division basée sur l'opération, la « grande opération » qui mit tout Versailles en émoi.

Pour la majeure partie des gens qui se piquent d'être cultivés, un des titres principaux de Michelet à la célébrité, serait l'invention de cette formule qui a fait fortune : « avant et après la fistule ». *Avant*, ce sont les conquêtes et les grandes choses accomplies sous le ministère Colbert ; *après*, c'est l'ère des revers, des proscriptions, les heures sombres de ce règne, naguère si brillant. Contrairement à l'opinion généralement accréditée, ce n'est pas à Michelet qu'appartient « la prodigieuse, prestigieuse et légèrement infectieuse invention de la fistule, dominant et tranchant le grand règne du grand Roi... » Cette fameuse division, Michelet l'a prise... à Lemontey !

Cette remarque, due à M. Camille Le Senne,

(1) *Histoire de France*, t. X, 184, note.

le distingué président du Cercle de la critique, c'est en réalité un médecin, qui, le premier, l'a soulignée. Le docteur Constant Saucerotte, dans un ouvrage *paru en 1863*, alors que l'article de M. Le Senne date du 18 mai 1898, après avois cité, très imparfaitement d'ailleurs, le passage de Lemontey, concluait explicitement : « M. Michelet a reproduit, depuis, le même jugement. » Pour tirer le débat au clair, nous avons eu recours au livre même de Lemontey (1), et nous y avons relevé ces lignes : « Les hommes supérieurs sentent trop qu'ils sont forts et pas assez qu'ils sont mortels. Henri IV n'eut pas le temps d'ordonner sa monarchie ; Richelieu ne s'occupa que de la seconde place, et Louis XIV songea trop à la première... A force de concentrer l'État dans sa personne, il l'avait soumis réellement aux infirmités de la nature humaine. C'est par là que sa vie privée devient le patrimoine de l'Histoire, et qu'il faut saisir le premier déclin de la monarchie dans le déclin même de cette tête superbe qui avait voulu en soutenir exclusivement le poids (2). » Mais nous allons rencontrer plus de précision dans la suite. « Si l'on prévit

(1) *Essai sur l'établissement monarchique de Louis XIV,* édition de 1818, 404 et suiv.
(2) *Op. cit.,* 404-5.

que l'État, réduit à un homme, courrait les chances de cette fragile organisation, le hasard en précipita les preuves. Au milieu de son règne, le monarque fut frappé d'une révolution humorale, qui changea la force de son tempérament et le cours de ses idées. *Sa carrière fut coupée en deux moitiés*, dont la première forme sa vie héroïque, et la seconde, sa vie subjuguée ; enfin, puisqu'il faut dire cette vérité abjecte, *le sort de la monarchie dépendit de sa fistule* (1). » Et, en note, ce commentaire surérogatoire : « *Avec la santé*, disparurent les victoires, les amours et Montespan. *Avec les infirmités* arrivèrent les dragonnades, le jansénisme, les confesseurs, l'obsession de la gouvernante et les intrigues de la veuve de Stuart. *Une force physique excuse en quelque sorte sa décadence.* » Peut-on trouver une clarté plus démonstrative, une netteté de pensée plus adéquate à l'expression ? En induire, toutefois, qu'à Lemontey (2) remonte le mérite d'avoir

(1) *Op. cit.*, 411.

(2) Lemontey est loin d'être un historien négligeable. Outre l'ouvrage que nous avons cité, il a laissé une *Histoire de la Régence*, qui peut être encore utilement consultée. Il ne fut pas que dans cette circonstance un précurseur : sur bien des points, il devança Augustin Thierry, Guizot, et même Tocqueville. Il a été un des premiers à travailler sur les documents originaux, alors beaucoup moins accessibles que de nos jours.

« institué, établi, créé de toutes pièces la méthode historique dont le monde fait honneur à Michelet (1), » c'est méconnaître les efforts dans ce sens, et heureux jusqu'à un certain point, tentés par des auteurs antérieurs à l'historien de la Régence, auquel on entend réserver l'exclusive paternité d'une méthode qui, mal appliquée, a encouru un discrédit dont elle a quelque peine à se relever.

Avant Lemontey, il y a eu Voltaire, qui s'est préoccupé de certaine infirmité de Richelieu, au point de lui attribuer une part dans la condamnation du maréchal de Marillac et dans l'emprisonnement de Bassompierre. Nous avons trop le respect de nos lecteurs pour re produire le passage, mais ils peuvent nous croire sur parole. Quant à ceux qui exigeraient des preuves, nous les renverrions à la *Chronique médicale* du 15 juillet 1898, où le docteur Michaut n'a pas hésité devant l'obstacle qui nous fait reculer (2).

Ce n'est donc pas à Michelet, pas plus qu'à Lemontey, qu'il faut reprocher, s'il y a matière à reproche, cette innovation, cette façon abusive d'introduire la médecine dans l'histoire ; l'auteur de l'*Essai sur les mœurs* et du *Dictionnaire*

(1) Le Senne, article précité.
(2) P. 411, du numéro, cité ci-dessus, de la *Chronique médicale*.

philosophique a fait preuve d'autrement de hardiesse, et la crudité de son langage n'a pas été dépassée par nos modernes historiens.

On peut cependant faire grief à Michelet d'un certain attrait pour ce qui touche à la sexualité ; c'est ce que lui a reproché, avec cette délicatesse et ce tact qui lui sont propres, le critique des *Nouveaux lundis* (1). Dans la recherche des causes, l'historien apporte « un souci subtil des dates de conception, et des détails psychologiques sur l'état d'âme précis au moment de la conception (2) », qui n'ont rien que de conjectural et d'arbitraire. Cela lui suffit cependant, pour prononcer sur la légitimité ou l'illégitimité d'une filiation, et expliquer un caractère par des rapprochements qui n'ont souvent eu lieu que dans son exubérante imagination.

On aimerait à voir Michelet se préoccuper un peu moins des frissons du corps, des charnelles et grossières passions qu'il poursuit jusque dans les pièces les moins connues, les plus secrètes. C'est une perpétuelle hantise dont il a peine à se défendre. Vient-il à parler de Philippe V, « c'est, écrit-il, l'intérieur de cette

(1) T. II, 153-4.

(2) *Michelet naturaliste*, esquisse sur son système de philosophie, par Robert van der Elst, docteur en médecine, docteur ès lettres. Paris, Delagrave, s. d.

cour, l'obscure chambre du roi et de la reine, qui seuls en ce moment illuminent l'Histoire ». S'agit-il de la duchesse de Berry, « impure par sa mère, et non moins impure par son grand-père », chacun des ancêtres de la duchesse lui a infusé dans le sang un défaut, un vice ou une souillure ; tous ont collaboré selon leurs moyens ; résultat : la folie lucide ! Toujours l'abus des déductions physiologiques, mais qui s'aggrave ici de la préoccupation malsaine du détail graveleux.

Son amour du réalisme va jusqu'à lui faire éprouver comme un plaisir sadique à nous décrire les affres d'une population affolée par un fléau épidémique. L'historien sans pitié nous prend par la main, nous promène à travers les rues, les cours, les maisons où sévit à mort la contagion ; il ne nous fait grâce d'aucun aperçu ; il faut boire la terreur et le dégoût jusqu'à ce trait final sur les femmes, qui dépasse toutes les audaces du pinceau lugubre d'Holbein : « telle qui ne l'eût jamais été, tout à coup seule et délivrée des siens, héritière, remercie la peste (1) ». La réflexion est, pour le moins, déplacée. Dans cette épopée dantesque, cet appel aux bas instincts, qui surgit tout à coup

(1) L'imagination dans l'histoire : *La Régence*, par M. Michelet, par JULES GOURDAULT : *Revue des Deux Mondes*, août 1864.

et sans qu'on l'attende, choque, donne un malaise.

Michelet, on doit le reconnaître si l'on veut rester équitable, s'est montré plus avisé dans d'autres circonstances : lorsqu'il a énoncé, par exemple, que l'habitant est fait par la terre ; que les oppositions de la nature créent les oppositions entre les races ; que l'homme rappelle le sol dont il est issu, par son tempérament et par son type : celui qui est né au vent des glaciers sera différent de celui qui a vu le jour près de l'Etna. Le pays prédestine l'habitant, la géographie explique l'histoire. C'est une idée qui lui était chère et qui, dès son jeune âge, lui est devenue familière. « La Géographie, écrivait-il dans son *Journal* (1), rédigé de 1820 à 1825, la Géographie m'a toujours tenté. L'Histoire ne peut s'en passer. Je voudrais faire une Géographie à la fois physique et politique... On y ferait le matérialisme de l'Histoire... On insisterait sur les circonstances physiologiques, physiques, botaniques, zoologiques, minéralogiques, qui peuvent expliquer l'Histoire. L'intérêt de l'une et de l'autre de ces sciences se trouverait ainsi doublé. »

Le climat explique les mœurs d'une nation,

____

(1) *Mon Journal*, par J. Michelet, 320.

de même que l'alimentation de ses habitants
explique sa littérature et jusqu'à sa pathologie.
Parlant de l'Angleterre : « dans leurs plus fiers
chevaliers, avance Michelet, il y a du Falstaff,
leurs princes meurent d'indigestion, leurs armées de dysenterie (1) ». Parlant d'Anne d'Autriche : « Une chose grave à observer dans
l'histoire des révolutions, c'est de savoir si les
orateurs parlent avant ou après le repas. Aux
assemblées publiques, les séances du soir sont
toujours orageuses. Anne d'Autriche dînait à

(1) *Histoire de France*, t. XIV, 156-160. Michelet fait sans
doute allusion à la bataille d'Azincourt, où, d'après un historien (JEAN LE CLERC, dans sa *Bibliothèque ancienne*, 1714,
t. I, 36), « les 20.000 hommes, composant l'armée du roi
d'Angleterre, Henri V, furent obligés de combattre nus, de
la ceinture en bas, à cause de la dysenterie qui les pres-
sait. » *Intermédiaire des Chercheurs et Curieux*, 20 janvier 1895,
col. 11. On a rapporté des circonstances analogues, pour un
combat naval livré par l'armée franco-génoise, commandée
par l'amiral Bonivet, sous François Ier (Cf. *Histoire de la marine française*, par CH. DE LA RONCIÈRE, t. II, 137), et qui fut
défaite, parce que les hommes étaient en proie à une épidémie (sorte d'influenza), qui s'était abattue sur eux et qui
les rendit incapables de se défendre. Comme l'armée de
Charles-Quint devant Saint-Dizier, en 1544, l'armée prus-
sienne fut décimée (en 1792) par cette cruelle maladie
qu'on nomme en allemand la *diarrhée rouge*. « Lorsque les
Prussiens quittèrent le camp de la Lune, les Français
trouvèrent les fosses d'aisances remplies de sang. » On
voit, par l'évocation historique de ces quelques exemples,
dont le dernier nous est fourni par M. Arthur Chuquet, qui
le relate dans le récit de la *Retraite de Brunswick* (p. 114), que
la dysenterie n'est pas spéciale aux troupes anglaises.

midi, et dînait fort (MOTTEVILLE). De là ses paroles violentes... qui, dans une révolution plus sérieuse, l'eussent mise sur la voie de Charles Ier (1).

Quelle double fatalité, d'histoire et de climat, a manqué à la pauvre Sicile, qui se tourne, se retourne comme Encelade? Son climat explique ses massacres (2).

La Syrie est expliquée par le caractère visqueux et poissonneux de ses eaux, comme la belliqueuse Albanie résulte des orages de son ciel (3).

A dire vrai, les naturalistes ont, depuis long-temps, montré la voie aux historiens ; en cherchant bien, on retrouverait peut-être dans Aristote cette doctrine de l'influence du climat, de la race, etc., reprise au dix-huitième siècle par Montesquieu et l'abbé Du Bos, et, avant eux, par Jean Bodin. Plus tard, Cuvier, avec toute la précision et la rigueur du langage scientifique, formulera les mêmes principes: « jamais en Champagne on ne pensera comme en Auvergne, parce qu'en Champagne il y a de la craie et en Auvergne du granit ; parce que

(1) *Histoire de France*, 285.
(2) Michelet fait ici allusion aux Vêpres siciliennes : *Histoire de France*, t. III, 197.
(3) Cf. *La Bible de l'humanité*.

l'un de ces sols est plat et l'autre montueux : de là dérivent des cultures particulières, des mœurs spéciales, et les mœurs font d'abord les idées, quelquefois les croyances (1). »

Michelet reconnaît, du reste, que la question des races a préoccupé d'autres esprits avant lui : c'est, dit-il, « la gloire de Niebuhr (2) d'avoir, dès 1812, douze ans avant l'ouvrage de Thierry, compris toute l'importance de la question des races ». Au tome premier de son *Histoire de France*, Michelet cite longuement Augustin Thierry, et se retranche volontiers derrière l'autorité de son prédécesseur. Dès 1824, par conséquent bien avant Michelet, Augustin Thierry s'exprimait en ces termes, dépourvus d'ambiguïté : « Les nouvelles recherches physiologiques, d'accord avec un examen plus approfondi des grands événements qui ont changé l'état social des diverses nations, prouvent que la constitution physique et morale des peuples dépend bien plus de leur descendance et de la race primitive à laquelle ils appartiennent, que de l'influence du climat sous lequel le hasard les a placés (3). »

Bien qu'il se soit défendu, à maintes repri-

(1) *Discours sur les révolutions du globe.*
(2) Sur Niebuhr, cf. C. Jullian, *op. cit.*, 301 et suiv.
(3) Cité par la *Chronique médicale*, 1ᵉʳ octobre 1898, 593.

ses, de « ne pas subordonner les grandes choses en exagérant les petites (1) », de chercher « moins les petites causes, quand il y en a d'énormes (2) », Michelet reconnaît qu'il a « suivi, selon ses forces, le principe » qu'il avait posé dès 1830, que « l'Histoire doit montrer toujours la nature à côté de l'homme, marquer à chaque siècle quels furent ses aliments, ses excitants, sa médecine ». La cruauté de Marat n'est qu'une pléthore (3) ; Napoléon relève de l'aliéniste (4), etc. Michelet considère la France comme un organisme, dont il a cherché à pénétrer les ressorts en biologiste, en anatomiste, en naturaliste. On le verra plus tard appeler à son aide toutes les sciences naturelles et montrer le profit que l'Histoire peut retirer de ces diverses sciences.

Les sciences de la nature ont toujours exercé sur Michelet une véritable fascination. « J'y puisais, disait-il, de vives lueurs. » Il consulta souvent des travaux de physiologie et d'histoire naturelle et entretint avec beaucoup de savants des relations suivies ; il éprouvait, pour Étienne Geoffroy-Saint-Hilaire notamment, une admi-

(1) *Histoire de France*, t. XV, I.
(2) *Histoire de la Révolution*, t. VIII, 45.
(3) *Id.*, t. II, 281 ; cf. La psycho-physiologie de Marat : *Chronique médicale*, 1ᵉʳ juillet 1911.
(4) *Id.*, t. X, 278 ; cf. TAINE, *le Régime moderne*.

ration sincère, et reporta la déférente affection qu'il avait témoignée au père sur son fils Isidore. Ayant à faire une leçon sur « les premiers âges du monde et l'évolution par laquelle l'humanité surgit du sein des espèces animales primitives », c'est auprès d'Isidore Geoffroy-St-Hilaire qu'il va se documenter. C'est le même savant qui lui donnera des indications détaillées sur les meilleures éditions des œuvres de Buffon. Mais il faut bien le dire, ce sont surtout des métaphores que Michelet a empruntées à la science, et non des notions réelles. La double circulation du sang, artérielle et veineuse, lui semble « l'image fidèle d'une cité véritable » ; la France oscille « en deux longs systèmes organiques, comme le corps humain est double d'appareil, gastrique et cérébro-spinal ». On pourrait multiplier ces exemples ; ceux que nous avons produits suffiront à montrer qu'il a manqué à Michelet la première qualité du savant, l'esprit scientifique.

Si sa valeur d'historien n'est plus mise en question (1), si certains de ses volumes, « outre

____

(1) V. le jugement porté sur Michelet par M. C. JULLIAN, *op. cit.*, XLVIII-XLIX, LXX-LXXI ; cf. l'étude de M. G. LANSON, sur la formation historique de Michelet, *Revue d'histoire moderne et contemporaine*, t. VII, 1905-1906 ; F. ROCQUAIN, *Notes et fragments d'histoire*, Paris, 1906 ; CH.-V. LANGLOIS, *Questions d'histoire et d'enseignement*, nouvelle série ; Paris, 1906 ;

leur charme littéraire et leur portée philosophique, ont de solides assises d'érudition », comme historien physiologiste, il est des plus discutables. Sans doute « il a insisté sur l'influence… des causes physiologiques et pathologiques en histoire, et ouvert aux investigations une voie nouvelle… fertile en découvertes curieuses »; néanmoins, ses admirateurs les plus résolus conviennent qu' « il ne voit pas toujours juste. Il n'a pas la précision scientifique, la méthode… (1) ». Comme l'a insinué finement Sainte-Beuve, « il est des choses que l'Histoire ne doit point prétendre deviner ».

Michelet mérite, malgré tout, un hommage de gratitude, que nous sommes heureux de lui rendre, pour avoir toujours tenu en haute estime notre science et ceux qui la cultivent. Nous sommes fiers de pouvoir inscrire à notre actif ce témoignage, émané d'une plume aussi illustre. Après avoir rappelé qu'un sage magistrat disait, qu'en toutes causes de femmes, et même en bien d'autres encore, pour l'éclaircissement du degré réel de volonté et de fatalité, les tribunaux auraient besoin de l'assistance

G. Monod, La place de Michelet dans l'histoire de son temps (*Bibliothèque universelle et Revue suisse*, t. **LX**, 1910) ; même revue, t. **LXI**, 1911 ; *Revue internationale de l'enseignement*, etc.

(1) G. Monod, *Renan, Taine, Michelet*, 180.

permanente d'un *jury* médical, Michelet ajoute :

Au moyen âge, où toute science était théologique, le magistrat avait soin d'avoir près de lui le *juge clerc*, c'est-à-dire *savant*, pour éclairer sa conscience. Aujourd'hui, nous n'en doutons pas, nos tribunaux de plus en plus voudront voir près d'eux la lumière de science qui, tout au moins, montrerait la moitié des choses. J'entends par là le médecin, le physiologiste, qui, sans prétendre influer trop, aiderait cependant et souvent prêterait le fil au juge pour pénétrer lui-même aux ténèbres de la volonté.

Nous terminerons par ces lignes éloquentes du génial historien, qui, une fois de plus, a vaticiné et dont la prophétie est en voie de réalisation :

Il faut que la justice devienne une médecine, s'éclairant des sciences physiologiques, appréciant la part de fatalité qui se mêle aux actes libres ; enfin ne voulant pas punir seulement, mais guérir. *Il faut que la médecine devienne une justice* et une morale, c'est-à-dire que le médecin, juge intelligent de la vie intime, entre dans l'examen des causes morales qui amènent le mal physique...

Reste, pour achever de la juger, à mettre en parallèle l'œuvre, toute subjective, de Michelet, avec celle, purement objective d'Hippolyte

Taine; puis, en opposant aux deux historiens, à l'imagination créatrice de l'un et à l'esprit géométrique de l'autre, des savants tels que Littré et ses disciples, nous mettrons en évidence la distance qui sépare l'intuition et la curiosité scientifiques, de la Science véritable.

CHAPITRE VIII

LES HISTORIENS PHYSIOLOGISTES (*suite*).
LE SYSTÈME D'H. TAINE.

Il est deux dons de l'artiste et de l'écrivain, que Taine admirait par-dessus tous les autres et qu'il regretta toujours de ne pas présider à l'art de raconter et celui de créer des personnages vivants et agissants : il mettait au premier rang le talent du romancier (1).

Taine goûtait chez Michelet ses dons d'évocateur, de *résurrecteur* ou *ressusciteur*, si on nous permet ces barbarismes. Cette mise en œuvre lyrique l'enchantait, lui, si sobre d'imagination.

Il vante « ce poète, un poète de la grande espèce », qui « voit les passions d'une époque

(1) G. MONOD, La vie d'Hippolyte Taine, d'après des documents inédits (*Revue de Paris*) ; cf. *les Maîtres de l'Histoire : Taine, Renan, Michelet*, du même auteur.

entière aussi nettement que celle d'un homme ». Il subit « cette domination charmante... ce charme tout-puissant » de « l'étonnant magicien ». Nul n'a aussi bien vu, « par une divination de peintre et de physiologiste, le caractère à travers le tempérament, et reconstruit le moral par le physique ». Mais avant toute chose, il est « artiste jusque dans les plus intimes parties de son être... esprit créateur, s'il en fut, âme de feu » Il agit sur vous « par un étrange magnétisme », dont il faut se défendre ; car, à l'examiner de près, il met les hypothèses à la place des vérités, l'imagination poétique étouffe en lui les autres facultés; « pour lui, la Science et l'Histoire ne sont pas des œuvres de l'analyse, mais des œuvres de l'instinct ». Taine a nettement vu que Michelet a l'instinct pour méthode » : c'est pourquoi, « il rabaisse le raisonnement et l'analyse, il relève la croyance spontanée et la divination irréfléchie ».

Doit-on toujours croire Michelet ? A cette question qu'il se pose, l'impeccable logicien répond par l'affirmative. « Pour ma part, écrit Taine, après expérience faite, je réponds : oui; car lorsqu'on a étudié les documents d'une époque qu'il a étudiée, on éprouve une sensation semblable à la sienne, et on trouve qu'en définitive, les conclusions de son lyrisme divinatoire sont presque aussi exactes que celles de la patiente analyse et de la lente généralisation. Mais cette vérification n'a d'autorité que pour ceux qui l'ont faite. Qui garantira la vérité du reste (1) ? »

Comment ne rejetterait-on pas « ces suppositions téméraires, qui expliquent d'avance et d'un ton tranchant le caractère de Maximilien, de Charles-Quint et de tant d'autres, en combinant les qualités des cinq ou six races qui ont fourni leurs ancêtres ? Les historiens devraient apprendre des naturalistes que ces lois sur les espèces, vraies lorsqu'on considère de grandes multitudes, sont au plus haut point douteuses lorsqu'on considère des individus, et qu'on discrédite son jugement en attribuant à des croisements de familles toutes les actions et tous les sentiments de l'homme que ce mélange a produit ».

Un exemple de cette façon de procéder peut être donné ; nous le tirons de l'*Histoire de France* (t. XVII, 335-6) ; le passage est curieux par sa prétention à thèse : tout Michelet s'y décèle.

La royauté dévore, et il semble, en ce temps sur-

***

(1) Ces citations et celles qui suivent sont empruntées aux *Essais de critique et d'histoire* (article sur Michelet).

tout, que les maisons royales à chaque instant tarissent (Espagne, Lorraine, Farnèse, Médicis, Autriche, Russie, etc.) ; ou, si elles se continuent, c'est par des figures discordantes, d'opposition tranchée, comique. Henri IV fut bien étonné de se voir naître en Louis XIII, je ne sais quoi de sec et de noir, un vieux prince italien ; Louis XIII, à son tour, dans l'enfant du miracle que lui donna la Sainte-Vierge, ne put retrouver rien de lui. Louis XIV, à son tour, avec son père, sa mère, fait un contraste violent. Le duc de Bourgogne, né si ému (de l'amoureuse Bavaroise), le tendre, le dévot, le subtil et l'ardent bossu, qui avait tant de cœur, n'a rien à voir en cet enfant. Il ne tient guère non plus de la gentille Savoyarde, si amusante avec ses petites farces, tous grotesquement mêlées. Elle fut la comédie vivante. L'enfant, c'est le contraire ; il est comme la salle après la représentation : morne, vide, tout est parti et l'on a soufflé les quinquets.

Le critique n'a-t-il pas quelque raison de s'écrier : « L'Histoire de Michelet a toutes les qualités de l'inspiration : mouvement, grâce, esprit, couleur, passion, éloquence ; elle n'a point celles de la Science : clarté, justesse, certitude, mesure, autorité... Elle séduit et ne convainc pas. »

Il convient d'autant plus d'insister sur les fantaisies scientifiques de Michelet (1), que cer-

____

(1) Si l'on veut lire une exécution, de plume magistrale, de Michelet, jugé en tant que physiologiste de l'amour — le livre portant ce titre venait alors de paraître — qu'on se

tains l'ont représenté comme le véritable introducteur de la pathologie dans l'Histoire, et qu'on a jugé la méthode d'après son exécutant. Or, comme on l'a judicieusement fait observer (1), « l'insuffisance et l'ignorance de l'exécutant n'empêchent pas l'idée d'être féconde, quand mieux exécutée ». De ce qu'un profane, un homme étranger à nos disciplines, s'est mal servi d'un instrument qu'il a faussé par ignorance, s'ensuit-il qu'il faille proclamer le procédé dangereux ou sans portée sérieuse? Autant il est faux de prétendre que Michelet a « ouvert aux investigations une voie nouvelle (2) », — mérite qu'il faut restituer à un médecin, à un savant, à Littré —, autant il est vrai qu' « il voit avec une puissance extraordinaire, mais il ne voit pas tout et il ne voit pas toujours juste ».

Michelet était aussi ignorant de la science médicale de son temps, que de celle des époques antérieures. On ne lui conteste pas d'avoir émis des conjectures spirituelles (3), quantité de re-

reporte à l'article de Pajot, le spirituel accoucheur, publié dans *le Moniteur des hôpitaux*, en 1859. Ces pages oubliées mériteraient d'être réimprimées.

(1) BRACHET, *op. cit.*, LIII.

(2) *Renan, Taine. Michelet*, par GABRIEL MONOD ; Paris, 1894, 181.

(3) SAINTE-BEUVE, *Nouveaux Lundis*. t. II, 115.

marques psychologiques, fines, profondes ou lumineuses (1) » ; mais, en tout état de cause, ce n'est pas l'intuition qui, à elle seule, peut remplacer le laboratoire ou la clinique.

Si on veut tenir Michelet pour un vulgarisateur, nous n'y contredirons pas ; mais pour un homme de science, nous protestons.

Lorsqu'il nous introduit dans la chambre à coucher de François Ier, que soigne Gunther d'Andernach et à qui Barberousse vient d'envoyer des pilules mercurielles, nous soupçonnons l'affection dont est atteint le roi-chevalier ; la symptomatologie est même, pouvons-nous dire, suffisamment exposée par l'historien.

En 1535, il parle difficilement ; la violence de la maladie lui a fait perdre la luette..., en 1538, un abcès affreux le mène à deux doigts de la mort ; on le guérit à peine, par des remèdes aussi terribles que le mal. Il reste bouffi, la machine bouleversée, l'âme à demi éteinte.

Michelet nous présente le triste *galant*, « flétri, gâté, balbutiant des phrases embrouillées, signant sans lire l'ordre de détruire les Vaudois, pendant que Diane de Poitiers et le Dauphin jouent au roi de son vivant. Cette alcôve

(1) BRACHET, L.V.

où travaillent les médecins, où intriguent les maîtresses, lui a donné la nausée : sa sensation lui a servi de critique (1) ».

A la vérité, Michelet manquait de préparation. Ce ne sont pas ses conversations avec son ami Poinsot, interne à l'hospice de Bicêtre avec lequel il aimait parler sciences naturelles (2), — mais qu'il regardait disséquer à distance, par suite du dégoût qu'il éprouvait, « à cause de l'odeur qui était très forte (3) », — ce ne sont pas de simples causeries qui pouvaient suppléer à l'instruction spéciale qui lui a manqué. Plus tard, il s'est intéressé aux études anatomiques : il prétend même avoir réussi à vaincre la répugnance que lui avait inspirée la dissection; mais, au dire de Mme Michelet elle-même, ce ne fut qu'une vision ; la mort de son ami interrompit ces études dès le début (4).

En général, il raisonne assez bien de l'hygiène, à preuve ce passage tiré de son *Histoire de France* (t. XV, 290) : « L'ancienne France, négligente dans les palais même, insoucieuse de la propreté, oubliait les soins les plus simples, les plus nécessaires à la vie. Nul progrès ; au con-

(1) TAINE, *op. cit.*, 102-3; cf. *Chronique médicale*, 1ᵉʳ octobre 1898, 622.
(2) *Mon Journal*, 1820-1823, par J. MICHELET, 70.
(3) *Id.*, 102-3.
(4) *Chronique médicale*, 1898, 440, note 1.

traire. François Ier fit faire des latrines à Chambord, Louis XIV n'en fait point à Versailles, ni à ses bâtiments de Fontainebleau. De là, dans une telle splendeur, des contrastes honteux. » Mais où Michelet divague, c'est quand il parle d'anatomie du cerveau et de physiologie cérébrale (1). Taine en raisonnera tout autrement : là éclate la différence entre deux éducations, deux tempéraments.

Dès son jeune âge, Taine s'est montré curieux des choses de la science. Depuis l'automne de 1852 jusqu'en 1856 ou 57, « mon mari a suivi des cours de médecine et de sciences naturelles », nous écrivait Mme Taine, en réponse à une demande de renseignements que nous lui avions adressée. De bonne heure Taine avait reconnu quel profit peut tirer la psychologie de son alliance avec la physiologie. « La psychologie vraie et libre, écrivait-il à son ami Prévost-Paradol, le 30 décembre 1851, est une science magnifique, sur qui se fonde la philosophie de l'Histoire, qui vivifie la physiologie et ouvre la métaphysique. J'y ai trouvé beaucoup de choses depuis trois mois. Jamais je n'avais tant marché en philosophie. » Dans une autre lettre, il fait part à son correspondant

(1) BRACHET, *op. cit.*, LIV, note 2 ; cf. *Moniteur des hôpitaux*, 1859, art. du docteur PAJOT, sur *l'Amour*, de Michelet.

du projet qu'il rumine, de « faire de l'Histoire une science, en lui donnant, comme au monde organique, une anatomie et une physiologie ».

Il avait demandé à être transféré dans une ville où il y eût une Faculté des sciences, afin d'y continuer ses études de physiologie (1). N'ayant pu obtenir son changement de résidence — il était alors professeur à Poitiers — il demanda un congé et vint se fixer à Paris, pour être au centre d'un foyer scientifique. C'est alors qu'il se mit à suivre avec assiduité le cours de physiologie de M. Fano, à la Sorbonne ; le cours de botanique de M. de Jussieu, et le cours de zoologie d'Isidore Geoffroy-Saint-Hilaire.

A l'École de médecine, il suivit des cours d'anatomie et physiologie ; mais ce qui semble l'avoir intéressé surtout, c'était la pathologie mentale, dont il recueillit les rudiments à la clinique de la Salpêtrière, dans le service d'un des médecins en chef de cet hôpital-hospice, le docteur Baillarger, quelque peu son parent.

Ses impressions sont intéressantes à connaître.

Parlant des professeurs, il s'écrie : ... Bou-

____

(1) H. TAINE, *Sa vie et sa correspondance*, t. 1, 1902, 307.

chers et savants, quel dévouement à l'homme et quel mépris de l'homme ! »

Le premier jour, il est resté dans la stupeur, mais « pas un nuage de dégoût ». Il s'enthousiasme devant « ces lois qui répètent dans tous les corps les mêmes organes aux mêmes places », et qu'il trouve magnifiques. Mais il se désole de ne rencontrer « nul philosophe », rien que « des sceptiques et des carabins ». « Tout le monde... ajourne les généralités pour les monographies (1). »

Toujours avide de s'instruire, il va voir une opération chirurgicale ; un autre jour, il assiste à une consultation de magnétisme (2). Il lit Gall (3), et cette lecture remue en lui bien des réflexions ; il continue à suivre les cours de botanique et d'histoire naturelle, professés par MM. Duchartre et Milne-Edwards. *L'Introduction à la zoologie générale* de ce dernier est loin de le satisfaire. « C'est un homme vide, » un être dépourvu d'idées ; il reconnaît, toutefois, qu' « il a bien décrit la circulation et la respiration ; le reste était au-dessous d'un mauvais manuel ». L'enseignement du physiologiste Bérard est peut-être

(1) Lettre du 28 novembre 1852 (*Correspondance*, t. I, 313).
(2) *Correspondance*, t. I, 328.
(3) *Id.*, 333.

plus pratique, mais « avec des détails si minutieux, une érudition si accablante, que, pour
trouver un fait important, il faut déblayer une
montagne d'inutilités (1) ». Il suit Brongniart
au Jardin des Plantes, sans prendre de notes :
« c'est du Jussieu clarifié... Geoffroy-Saint-
Hilaire et les autres se copient régulièrement
tous les ans... C'est un bonheur suprême que
de devenir cheval de meule et tourner sans
plus rien chercher ni inventer ».

Il complétait par de nombreuses lectures les
leçons de ses maîtres : il était ou se mettait
au courant des travaux de Cuvier, Serres,
Flourens; il connaissait les œuvres ou les théories de nombreux médecins : Esquirol, Gri-
solle, Piorry, Leuret, Chomel ; on a prétendu
même qu'il avait disséqué avec les jeunes étu-
diants (2).

De ses jugements sur les savants de son
temps, nous ne retiendrons que celui qu'il a
porté sur Claude Bernard, dont quelques années plus tard il devait devenir le collègue à
l'Institut : « Des banalités, dites péniblement
par un homme qui ne sait pas parler! » Remar-
quons qu'à l'époque où Taine formulait cette
singulière appréciation, celui qui en est l'objet

(1) Lettre du 17 février 1854 (*Correspondance*, t. II, 33).
(2) *Correspondance*, t. II, 2-3.

avait déjà fixé sur ses découvertes l'attention du monde entier, s'était avéré le premier physiologiste du siècle (1). Mais qui ne se trompe ici-bas ?

Il y a toujours intérêt à constater l'influence que la fréquentation des hommes de science a pu exercer sur un écrivain ; il ne sera donc pas indifférent de noter que Taine séjourna un assez long temps à Orsay, où son beau-frère était établi médecin ; il l'accompagnait, en herborisant, dans ses tournées, et en sa compagnie il recueillit maintes observations sur la campagne et sur les paysans. Toute cette culture scientifique lui a fourni les éléments de ce qu'il appelait sa « grande pâtée philosophique (2) ».

A nous en tenir à l'historien, Taine était convaincu qu'il est indispensable à celui-ci de posséder des connaissances physiologiques, s'il veut prétendre à être psychologue. « Par exemple, je ne crois pas, dit Taine à ce propos, qu'un historien puisse avoir une idée nette de l'Inde brahmanique et boudhique, s'il n'a pas étudié au préalable l'extase, la catalepsie, l'hallucination, la folie raisonnante. »

L'Histoire, aussi bien l'histoire littéraire que

(1) Cf. *Chronique médicale*, 15 janvier 1905, 61.
(2) Lettre du 24 juin 1852.

l'histoire générale, n'est, aux yeux de Taine, qu'un problème de psychologie (1).

« Étudier un peintre, un musicien, un orateur, un poète, c'est faire la psychologie d'un homme ; étudier la littérature de l'Angleterre ou de l'Allemagne, c'est faire la psychologie d'un peuple. La peinture, la musique, l'éloquence et la poésie, toutes ces branches de l'art ont chacune leur germe spécial dans le vaste champ de la psychologie humaine. Elles ne fleurissent pas au hasard. C'est en vertu de lois spéciales que les unes bourgeonnent et se lèvent, tandis que les autres avortent ou languissent. Ce sont les règles de la végétation humaine que l'historien doit rechercher (2). »

L'esthétique, la science du beau, devient une des branches des sciences naturelles, un chapitre de la botanique, un appendice de la zoologie. Les productions du génie individuel doivent être rattachées au milieu social et phy-

(1) « L'histoire est pour lui plutôt que la science des faits, celle des âmes, ou mieux encore, la recherche des états d'âme, et des peuples et des individus. » C. JULLIAN XCIV. Fustel de Coulanges a, de son côté, écrit : « L'historien n'étudie pas seulement les faits matériels et les institutions ; son véritable objet d'étude est l'âme humaine : elle doit aspirer à connaître ce que cette âme a cru, a pensé, a senti aux différents âges de la vie du genre humain. »

(2) H. TAINE, *le Correspondant*, 25 mars 1893.

sique. « L'œuvre d'art, proclame Taine, n'est pas une œuvre fortuite. La création artistique, en apparence aussi capricieuse que le vent qui souffle, est soumise, comme le vent qui souffle, à des conditions précises, à des lois fixes. »

Ce qu'il faut surtout admirer chez Taine, c'est l'homogénéité de son œuvre, la constance de ses idées. « Il a consacré sa vie, dit de lui Albert Sorel, à vérifier et à prouver les idées qu'il avait conçues spontanément dans sa jeunesse. Sa méthode (1) fait l'unité et la magnificence intellectuelle de son œuvre. » L'*Essai sur Tite-Live* fut la première manifestation de cette méthode.

Déjà, dans la préface de son livre sur l'*Intelligence*, il a son programme arrêté. « ... Celui qui étudie l'homme et celui qui étudie les hommes, le psychologue et l'historien, séparés par les points de vue, ont néanmoins le même objet en vue. C'est pourquoi chaque nouvel aperçu de l'un doit être compté à l'acquit de

(1) « Je n'ai point tant de prétention que d'avoir un système, écrit-il dans la Préface des *Essais de critique et d'histoire*; j'essaye tout au plus de suivre une méthode. Un système est une explication de l'ensemble et indique une œuvre faite ; une méthode est une manière de travailler et indique une œuvre à faire. J'ai voulu travailler dans un certain sens et d'une certaine façon, rien de plus. » S'en est-il toujours tenu là ? C'est ce que nous aurons à rechercher.

l'autre. Cela est visible aujourd'hui, notamment dans l'Histoire. On s'aperçoit que, pour comprendre les transformations que subit telle molécule humaine ou tel groupe de molécules humaines, il faut en faire la psychologie. Il faut faire celle du puritain pour comprendre la Révolution de 1649 en Angleterre, celle du jacobin pour comprendre la Révolution de 1789 en France. Carlyle a écrit celle de Cromwell, Sainte-Beuve celle de Port-Royal. Stendahl a recommencé à vingt reprises celle de l'Italien, Renan nous a donné celle du Sémite. Tout historien perspicace et philosophe travaille à celle d'un individu, d'un groupe, d'un siècle, d'un peuple, d'une race ; les recherches des linguistes, des mythologues, des ethnographes n'ont pas d'autre but. Il s'agit toujours de décrire une âme humaine, ou les traits communs à un groupe naturel d'âmes humaines. Et ce que les historiens font sur le passé, les grands romanciers et dramatistes le font sur le présent... »

En toute occasion, Taine s'est expliqué sur ce qui constitue le fond de cette méthode, dont il a eu soin de nous donner un exposé magistral dans l'Introduction à l'*Histoire de la littérature anglaise*, mais sur laquelle il revient à plusieurs reprises dans sa correspondance, tant il lui tient au cœur de démontrer, de convaincre.

Il explique tout l'Art et toute l'Histoire par le milieu et les circonstances ; les complexités les plus variables des talents, il les réduit à la *faculté maîtresse*.

Il y a une disposition initiale qui dirige toutes les idées, tous les arts ; elle procède de trois forces primordiales : la *race*, le *milieu*, le *moment*. Ces trois causes différentes contribuent à produire la forme d'esprit d'un individu, l'état élémentaire d'un peuple, le moule d'où peut sortir une œuvre ou une civilisation. Si ces trois causes pouvaient être mesurées ou chiffrées, on en déduirait, comme d'une formule, le mot de nos destinées, le secret de notre avenir. De leur concordance ou de leurs contrariétés, résulte le caractère d'un homme ou celui d'un siècle ; par elles se créent les grands courants historiques, par elles s'expliquent les grandes époques. « Il n'y a là, comme partout, qu'un problème de mécanique ; l'effet total est un composé déterminé tout entier par la grandeur et la direction des forces qui le produisent (1). »

Que les faits soient physiques ou moraux,

(1) *Correspondance, loc. cit.*

ils ont toujours des causes. « Il y en a pour l'ambition, pour le courage..., comme pour la digestion, pour le mouvement musculaire, pour la chaleur animale. » Vient ensuite la phrase tant reprochée à Taine : « Le vice et la vertu sont des produits comme le vitriol et le sucre, et toute donnée complexe naît par la rencontre d'autres données plus simples dont elle dépend (1). » Dans une lettre publiée par le *Journal des Débats* (19 décembre 1872), Taine développait sa pensée; il y disait que, tout en expliquant, par voie d'analyse psychologique, les facteurs moraux de la vertu et du vice, on ne reste pas indifférent, pour cela, à l'un ou à l'autre. « On n'excuse pas un scélérat, parce qu'on s'est expliqué sa scélératesse... On peut être déterministe avec Leibniz et admettre néanmoins, avec Leibniz, que l'homme est res-ponsable... (2). »

Mais poursuivons l'exposé de sa doctrine.

« L'on peut considérer le mouvement total de chaque civilisation distincte, comme l'effet d'une force permanente, qui, à chaque instant, varie son œuvre en modifiant les circonstances où elle agit. Trois sources différentes contri-

____

(1) Introduction à l'*Histoire de la Littérature anglaise*, 12ᵉ édit., p. XV.

(2) GIRAUD, *Essais sur Taine*, 1902, 258.

buent à produire cet état moral élémentaire. Nous les connaissons déjà : ce sont la *race*, le *milieu*, le *moment*. Suit la définition de ces trois éléments.

« Ce qu'on appelle la *race*, ce sont ces dispositions innées et héréditaires, que l'homme apporte avec lui à la lumière, et qui ordinairement sont jointes à des différences marquées dans le tempérament et dans la structure du corps. Elles varient selon les peuples... » On voit tout de suite que Taine employait le mot *race* moins dans le sens historique que dans le sens anthropologique. La preuve en est que, dans une lettre à un de ses neveux (1), on relève cette phrase caractéristique : « Je suis très loin de revendiquer seulement le droit de l'hérédité et de nier le droit de la vocation. Vous trouverez dans Darwin et dans Prosper Lucas les raisons physiologiques et psychologiques très fortes, qui nous obligent à donner du jeu aux vocations. Dans les races les plus stables et les plus uniformes, il se produit des combinaisons exceptionnelles, des individus singuliers et, selon le mot de Darwin, des *variétés individuelles...* Le vrai principe politique est qu'il faut utiliser toutes les forces,

____

(1) M. Georges Saint-René Taillandier (lettre du 20 juillet 1881).

celle de l'hérédité et celle de l'individualité. »
Mais, dans l'esprit de Taine, l'originalité indi
viduelle explique moins la qualité des œuvres
que les causes générales.

Parmi ces causes, revenons à la *race*.

La plus grave objection qu'on puisse faire à la
doctrine des races, au point de vue historique,
c'est qu'il n'est pas, à véritablement parler,
de race parfaitement homogène. « Allez donc
sûrement reconnaître en France, remarque à
ce sujet un pénétrant critique (1), qui tient
du Celte, qui tient du Romain, qui tient du
Germain, de l'Ibère, du Basque, de l'Arabe,
sans parler des peuplades antérieures à l'Histoire et innommées, que les premiers envahis-
seurs historiques ont trouvées sur le sol. Et
alors, quand vous nous expliquez que tel grand
homme manifeste l'esprit germain, vous ne
savez seulement pas s'il contient un seul glo-
bule de sang latin, de sang germain ; et à supposer un mélange, vous conviendrez que vous
n'en savez pas les proportions. » La race n'est
donc jamais *caractérisée* définitivement.

Taine nous paraît avoir emprunté presque
exclusivement à Leibniz sa théorie des races,

(1) *La Psychologie des individus et des sociétés chez Taine, historien des littératures*, étude critique, par PAUL LACOMBE ; Paris,
1906, 126-7.

et cette remarque a été faite avant nous par le biographe le plus complet, le plus analyste du moins, du philosophe, et plus spécialement de son œuvre historique (1).

Chez les individus d'une même famille et d'un même pays, le caractère et le tempérament ont quelque chose de commun ; c'est cette communauté que Leibniz, après Bodin (2) et avant Montesquieu (3), nomme le climat (4), et dont il a souligné l'influence dès le début de sa carrière.

Leibniz, qui croyait à l'unité de la race humaine à l'origine, était persuadé qu'elle avait été diversifiée par les climats : il en donnait comme preuve la transformation des végétaux et des animaux par le milieu. Le climat explique, selon lui, la constitution, le caractère, les mœurs et les coutumes des peuples. Les nations du Midi sont moins rigoristes et plus spirituelles que celles du Nord ; c'est au climat qu'il

(1) L. DAVILLÉ, *Leibniz historien*, thèse de doctorat ès lettres, 1909.

(2) *Methodus ad facilem historiæ cognitionem* (1566), liv. V, chap. Ier (cité par F. BRUNETIÈRE, *Revue des Deux Mondes*, 1er mars 1907, 32-35).

(3) *Esprit des lois*, surtout livres XIV-XVII.

(4) En réalité, l'influence des climats avait déjà été reconnue par HIPPOCRATE, PLATON, ARISTOTE, POLYBE, GALIEN, et peut-être bien d'autres avant J. BODIN, auquel on l'attribue communément ; mais celui-ci a eu, du moins, le mérite de formuler la doctrine plus explicitement qu'aucun de ses devanciers. Montesquieu n'y a guère ajouté.

faut attribuer certaines habitudes des Orientaux, comme la circoncision et la polygamie, dont la première, tout au moins, est une nécessité pour les peuples qui la pratiquent. Ainsi Leibniz a bien connu non seulement la race, mais encore le milieu, avec tous ses facteurs : l'atmosphère, les eaux, la terre, la nourriture et la manière de vivre (1).

La théorie des races, telle qu'on la comprend aujourd'hui, a été entrevue par Voltaire, Gœthe, Herder ; mais elle n'a revêtu la forme d'un système que de nos jours, avec le comte de Gobineau (2), Vacher de Lapouge et Chamberlain. Des historiens, des sociologues et des écrivains politiques l'ont accueillie avec faveur. Ce n'est pas cependant qu'elle ne soit sujette à la critique et qu'elle ne prête le flanc à maintes objections. Les prophètes de la race ont élevé des individualités marquantes au rang de représentants d'un peuple entier : on a fait justement observer, à ce propos, que « beaucoup de conquérants, de poètes, d'orateurs, de philosophes, d'inventeurs, d'hommes d'État, ont eu dans leurs veines un sang mélangé (3) ». Il

(1) *Leibniz historien*, auct. cit., 717-8.

(2) Cf. *Essai sur l'inégalité des races humaines*, par le Comte de Gobineau, Paris, 1884, 2 vol.

(3) *Revue de Synthèse historique*, t. XII ; Paris, 1906, 125-132.

suffira de rappeler les noms de Napoléon, Gambetta, Zola, pour la France ; Leibniz, Nietzche, pour l'Allemagne : ce dernier, Polonais à moitié. Contrairement à ce qu'affirment les théoriciens des races, toute nation se compose d'individus appartenant à plusieurs races différentes. La théorie raciale ne saurait donc suffire à expliquer tous les phénomènes historiques.

Dès 1859, un membre de l'Académie des sciences morales émettait l'opinion, que « la considération des races doit être sinon complètement bannie des études historiques et des théories politiques, du moins reléguée à un rang secondaire... Cette expression n'est qu'un terme générique, servant à désigner des collections de peuples, rapprochés par un certain nombre de caractères communs, par un ensemble de qualités requises, mais non des types immuables et permanents. La politique, l'histoire et la critique ne peuvent que gagner à s'affranchir de cette idée de l'influence des races qui, bien loin d'élargir leur horizon, ne fait que les resserrer dans un cercle borné... L'Histoire ne mérite de fixer les regards qu'autant qu'elle déroule le spectacle de la liberté réfléchie de l'homme, triomphant progressivement de puissances extérieures et de ses propres instincts. Rien de tel sous le règne de la doctrine des races. Une cause, toujours la même, exclusive de la liberté et de la réflexion... suffit à rendre raison de tout. Cette explication n'est, au fond, qu'une perpétuelle pétition de principe ; c'est donner, sous une forme plus ou moins savante, un équivalent de la vertu dormitive de l'opium (1) ».

Les différences profondes qui se montrent entre les races, proviennent, en grande partie, des contrées où elles se sont établies : les unes, dans les pays froids et humides ; les autres, au milieu des plus beaux paysages. Tantôt les circonstances politiques, tantôt les conditions sociales ont imprimé leur marque sur les peuples. C'est ce que Taine entend par le *milieu*.

Il y a un troisième ordre de causes : c'est le *moment*. « Outre l'impulsion permanente et le milieu donné, il y a la vitesse acquise ; quand le caractère national et les circonstances environnantes opèrent, ils n'opèrent point sur une table rase, mais sur une table où des empreintes sont déjà marquées. Selon qu'on prend la table à un moment ou à un autre, l'empreinte est différente et cela suffit pour que l'effet total soit

(1) *Séances et travaux de l'Académie des sciences morales*, compte rendu, 1859, 4ᵉ trimestre, 3ᵉ série, t. **XXX**, 218-219.

différent. « Prenez deux époques, la tragédie grecque sous Eschyle et Euripide, le drame français sous Corneille et sous Voltaire, c'est toujours le même type humain qui est représenté, mais, entre autres différences, il y a celle-ci, qu'un est le précurseur, l'autre est le successeur; que le premier n'a pas de modèle et que le second en a un. » Tout cela ressemble fort à un truisme.

Si nous entrons plus avant dans l'analyse de son œuvre ou plutôt de sa méthode, nous constaterons que l'Histoire se réduit, pour Taine, et de son propre aveu, à un problème de mécanique : « L'effet total est un composé, déterminé tout entier par la grandeur et la direction des forces qui le produisent. La seule différence qui sépare les problèmes moraux des problèmes physiques, c'est que les directions et les grandeurs ne se laissent pas évaluer ni préciser dans les premiers, comme dans les seconds (1). »

En regard des cartes géographiques, Taine dresse des cartes psychologiques : il y distingue des provinces (religion, art, industrie, etc.), et dans ces provinces, des départements naturels, des groupes de faits : la loi des *dépendances naturelles* et la loi des *in-*

____

(1) Introduction à l'*Histoire de la Littérature anglaise.*

fluences proportionnelles. Laissons l'auteur nous fournir l'explication de ces lois : nous serons sûr, en procédant de la sorte, de ne pas trahir sa pensée.

« Si l'on décompose un personnage, une littérature, un siècle, une civilisation, bref, un groupe naturel quelconque d'événements humains, on trouvera que toutes ses parties dépendent les unes des autres, comme les organes d'une plante ou d'un animal... Les choses morales, comme les choses physiques... ont des conditions. » Est-ce à dire que l'individu ne soit qu'une machine, assujettie à quelques rouages intérieurs, asservie aux pressions environnantes, et que nous soyons « contraints et conduits au dehors et au dedans par des forces que nous n'avons pas faites et que nous devons subir » ? Taine proteste contre cette interprétation, entendant laisser à l'individu son initiative complète, sa responsabilité entière (1). S'il y a des dépendances constantes

(1) Taine se rencontre, sur ce terrain, avec V. Duruy, *Histoire des Romains*, citée par C. Jullian, 465 ; avec Albert Sorel (Fatalisme et liberté, dans les *Nouveaux Essais d'histoire et de critique*) ; avec Gustave Planche, dans un article sur la *Moralité de l'histoire*, paru dans la *Revue des Deux Mondes*, en 1857. Albert Sorel a parfaitement défini la pensée de Taine dans cette phrase : « Il établit le déterminisme absolu, dans la conception de l'univers ; il conclut à la justice et à la liberté dans le gouvernement des choses

entre les faits, « la découverte de ces dépendances dans les sciences physiques a donné aux hommes le moyen de prévoir, et de modifier jusqu'à un certain point les événements de la nature... une découverte analogue dans les sciences morales doit fournir aux hommes le moyen de prévoir et de modifier, jusqu'à un certain degré, les événements de l'Histoire ». La main de l'homme peut « s'interposer dans le grand mécanisme, pour déranger ou redresser quelque petit rouage, un rouage assez léger pour être remué par une main d'homme, mais tellement important que son déplacement ou son raccord puisse amener un changement énorme dans le jeu de la machine (1) ».

Selon Taine, les phénomènes historiques sont subordonnés aux mêmes lois que les phénomènes de la nature : la loi de « connexion des caractères, dite *loi de Cuvier ;* la loi du « balancement organique », ou *loi de Geoffroy-Saint-Hilaire ;* la règle de la « subordination des caractères », la « théorie des analogues et

humaines. » *Op. cit.*, 120. Il dit ailleurs : « Il (Taine) entrevoyait dans un christianisme très large, tout imprégné de l'esprit moderne, une conciliation possible entre l'esprit scientifique et une discipline morale qui lui paraissait la meilleure de toutes, pour développer dans l'homme, par un appel direct à la conscience, la réforme volontaire et l'empire de soi-même ». *Op. cit.*, 133.

(1) Préface à la 2ᵉ édit. d'*Essais de critique et d'histoire.*

de l'unité de composition ». Le principe de Darwin sur la sélection naturelle est également applicable au milieu moral comme au milieu physique, et « on pourrait énumérer entre l'histoire naturelle et l'histoire humaine beaucoup d'autres analogies ». L'historien - philosophe conclut, « qu'une carrière semblable à celle des sciences naturelles est ouverte aux sciences morales; que l'Histoire, la dernière venue, peut découvrir des lois comme ses aînées... que, par une suite de recherches bien conduites, elle finira par déterminer les conditions des grands événements humains... Tel est le champ qui lui est ouvert; il n'a pas de limites ».

Cette assimilation des lois de l'histoire aux lois des sciences naturelles est-elle rigoureusement exacte? Entendue au sens étroit, l'Histoire n'est autre chose qu'une narration chronologique des faits : « elle est toujours un récit, une description, un tableau. » La sociologie, au contraire, visant à être une science, la méthode préconisée par Taine s'appliquerait donc moins à l'Histoire qu'à la Sociologie (1).

Comme tout système, car c'est bien, en fin d'analyse, à un système plus qu'à une méthode

(1) Taine historien, par ALBERT MATHIEZ : extrait de la *Revue d'histoire moderne et contemporaine*, 1906-7, t. VIII, 257-284.

que nous avons affaire, celui de Taine est trop exclusif. Les fortes personnalités ont leur vie propre, qui échappe à toutes les formules ; elles sont autre chose que l'expression d'un groupe, que le miroir où se réfléchissent les idées publiques et le sentiment général. Un Carlyle et un Stuart Mill, un Shakespeare et un Byron ont peut-être des traits communs, tenant à leur race, mais ils sont tout de même autre chose qu'une signification ethnologique.

Oui, pour le savant, Racine, Saint-Simon, Shakespeare, c'est la tendresse, l'imagination passionnée et la curiosité de la vie ; c'est aussi le Français du dix-septième siècle, ou l'Anglais de la Renaissance ; mais cela dit, il resterait à expliquer pourquoi, parmi des millions de Français et d'Anglais qui vécurent au seizième et au dix-septième siècles, il n'y eut qu'un Racine, qu'un Saint-Simon et qu'un Shakespeare, essentiellement différents de leurs contemporains (1).

Jusqu'à Taine, les historiens de la Révolution se bornaient à raconter les mouvements de Paris et de Versailles, les débats de l'Assemblée et les déclamations des clubs ; « pareils à des anatomistes qui, chargés de l'autopsie d'un malade, n'examineraient que la tête et

____

(1) *Hippolyte Taine*, par GUSTAVE LARROUMET : *Revue des familles*, 691.

disséqueraient seulement le cerveau (1) ».

Taine s'est offert à porter le scalpel dans tous les organes et à suivre les traces du mal révolutionnaire en province comme à Paris. Il se compare lui-même à un médecin au lit d'un malade. « Avant que le malade accepte la consultation du médecin, il faut beaucoup de temps; il y aura des imprudences et des rechutes; au préalable, il faut que les médecins, qui ne sont pas du même avis, se mettent d'accord (2). » Il abordait, à l'entendre, un cas particulier de pathologie; le mal de la France remontait, selon lui, bien au delà de 1789; mais, depuis 1789, il était devenu évident. Avec ses crises aiguës et sa souffrance chronique, la France ne lui semblait pas une nation normale. De ce trouble profond il a tenté de reconnaître la nature et les origines, afin, sinon d'y porter remède, au moins d'indiquer un régime, des règles de prophylaxie.

Pour bien connaître les intentions de Taine, il n'est rien de tel que de consulter la correspondance qu'il a entretenue avec différents amis ou avec ses proches, pendant qu'il était en gestation de son ouvrage *les Origines*.

(1) HEINRICH, *la Légende jacobine et la critique*; cité par TH. FROMENT, in *le Correspondant*, 25 mars 1893.

(2) Lettre à ERNEST HAVET, du 24 mars 1878.

Il a devant les yeux des hommes vivants et agissants ; il en parle comme s'il était dans la mêlée : mauvaise condition déjà pour être impartial. Il paraît avoir oublié le premier devoir de l'historien, tel qu'il en fait le portrait idéal, dans un de ses ouvrages de début, son *Essai sur Tite-Live* (1) : « ... L'historien qui traite l'Histoire comme elle le mérite. c'est-à-dire en science... ne songe ni à louer ni à blâmer... Ce n'est pas son affaire d'exciter la haine ou l'amour, d'améliorer les cœurs ou les esprits ; que les faits soient beaux ou laids, peu lui importe, il n'a pas charge d'âmes. » Quoiqu'il s'en défende, et qu'il proteste qu'il s'est mis en face de ses personnages comme un naturaliste devant la métamorphose d'un insecte, Taine n'assiste pas en spectateur indifférent aux péripéties du grand drame (2). Il y apporte autre chose, quoi qu'il prétende, que de la curiosité scientifique ; ses analyses ne

(1) Édition de 1874, p. 30, citée par Mathiez, *loc. cit.*, p. 3.

(2) « Cet esprit si ferme et si courageux n'avait pas vu sans effroi l'explosion de la Commune et c'est en partie dans cette impression qu'il faut chercher la cause de l'empressement avec lequel il s'absorba dès lors dans l'étude de cette Révolution, dont la Commune n'était pour lui qu'un épisode nécessaire. Mauvaise disposition pour une enquête scientifique : il était encore tout secoué d'indignation et il entreprenait une œuvre de froide recherche. » G. Larroumet, *loc. cit.*

sont ni sèches ni froides ; devant « ces fous furieux et effrayés (1) », il s'échauffe, il s'indigne et nous fait partager son indignation, malgré qu'il ait l'air de la contenir. Le psychologue, le moraliste, le juge n'abdique pas ses droits.

Taine ne renonçait pas, loin de là, à son rôle de justicier. « J'ai toujours, proclamait-il, accolé la qualification morale à l'explication psychologique : dans le portrait des Jacobins, de Robespierre, de Bonaparte, *mon analyse préalable est toujours rigoureusement déterministe, et ma conclusion terminale, rigoureusement judiciaire.* » L'antinomie de la science et de la morale, nous révèle un de ses biographes, le blessait à fond. « Toutes les forces de son cœur et de son esprit protestaient contre le dilemme qui oppose l'une à l'autre les deux idées maîtresses de sa vie... Chacune était située sur une route différente de l'esprit ; elles appartiennent à deux de ces catégories de la pensée qu'il distinguait si rigoureusement. Seulement, à la fin de sa vie, il s'apercevait que tout le monde ne comprenait pas sa distinction, et que l'on employait le déterminisme psychologique à discréditer la religion, bien

(1) « Pour la première fois, on va voir des brutes devenues folles travailler en grand et longtemps sous la conduite de sots devenus fous. »

pis, la morale et la notion de responsabilité. C'est alors qu'il regrettait tout bas de n'avoir pu faire comme les savants de jadis, qui n'écrivaient qu'en latin pour les seuls savants (1). »

De la psychologie appliquée, voilà surtout ce que Taine a entendu faire. « Les mécanismes d'idées et de sentiments sont la vraie cause des actions humaines ; les parades politiques sont tout à fait secondaires (2). » S'il peut parvenir à reconstituer, à restituer l'état mental du jacobin, il estimera que sa besogne n'aura pas été vaine, « mais c'est un travail diabolique ».

Cette sorte d'*anatomie sociale* le transporte. S'il n'a pas « le coup de pouce imaginatif » de Michelet, il tâche d'y suppléer par d'autres qualités, d'une nature différente. « L'Histoire commence à peine à devenir une science (3) » ; les historiens qui suivront pourront rectifier les erreurs et suppléer aux omissions. Quant à lui, il n'est rien autre qu'un médecin consultant.

« La structure de la France est une anomalie

(1) Pour connaître le véritable sentiment de Taine à cet égard, on lira avec profit l'article de M. André Chevrillon, paru dans la *Revue de Paris*, du 1ᵉʳ juin 1908 ; cf. V. Giraud, *Essai sur Taine*, 1902, 133.

(2) Lettre à Alexandre Dumas fils, 23 mai 1878.

(3) Lettre à M. Georges Saint-René Taillandier, 6 août 1881.

dans l'Europe ; elle a manqué, en 1789, la transformation qu'ont réussie les nations voisines ; il lui en est resté une sorte de luxation de la colonne vertébrale, et une telle lésion ne peut se guérir que très lentement, par une infinité de précautions... Quand un malade est dans cet état, la première condition pour qu'il guérisse, c'est qu'il sache sa maladie ; cette connaissance le rendra sage, lui ôtera l'envie de faire des mouvements précipités, violents et faux. Depuis 1828, nos historiens, nos littérateurs, nos poètes, nos romanciers s'appliquent à lui persuader qu'il est très bien portant, mieux bâti que ses voisins, en état de faire les plus rudes exercices. Il n'est pas encore corrigé de cette erreur, mais il s'en corrige insensiblement, d'abord par les horribles maux qu'il éprouve, ensuite par le raisonnement sérieux et suivi (1). Ailleurs, Taine compare le mal dont souffre la France « à une attaque de syphilis : mal guérie, palliée, l'altération intime subsiste toujours ; elle nous a donné 1848, avec le suffrage universel, qui est un chancre toujours coulant, et les accidents tertiaires de 1870-1871 ; deux doigts du malade, l'Alsace et la Lorraine, sont tombés et si nous ne suivons pas un régime

____

(1) Lettre au prince Louis-Napoléon, 16 octobre 1877 : *Revue des Deux Mondes*, 15 avril 1907.

indispensable, il est à craindre que d'autres membres ne tombent encore ».

Afin d'éviter cette issue fâcheuse, il faut que le malade soit instruit de la nature de sa maladie ; et c'est pour empêcher de nouveaux désastres, pour contribuer au relèvement de la Patrie affaiblie, désorganisée, qu'il s'est mis à étudier le cataclysme où a sombré l'ancienne société, à disséquer les hommes qui l'ont provoqué.

En étudiant les puritains de 1649, il a pu voir l'aliénation mentale, « mais accompagnée d'images et avec troubles de conscience ». Chez les personnages de la Terreur, « la folie est sèche, abstraite, scolastique ; on dirait de purs pédants, infatués de théologie verbale. Les bêtes de proie qui se servent de ce jargon se comprennent sans difficulté » ; mais il en est d'autres, qui « sont les plus étonnants spécimens de délire lucide et de manie raisonnante (1) ».

Tout cela est à peu près exact, un psychiâtre contresignerait peut-être ces diagnostics ; mais dans toute révolution, quelle qu'elle soit, apparaîtront les mêmes désordres, les mêmes vésanies. Albert Sorel (2) l'a très sensément

----

(1) Lettre à Alexandre Dumas, 21 mai 1878 : *Revue des Deux Mondes, loc. cit.*

(2) *Revue critique*, 1878, t. XXIV, 37 et suiv.

remarqué : « Feuilletez les annales de l'émeute, depuis les soulèvements des Communes et les Jacqueries du moyen âge, jusqu'aux événements dont nous avons été témoins, vous trouverez les mêmes superstitions sauvages, conduisant aux mêmes fureurs et aboutissant aux mêmes cruautés. »

Ces malades, ces détraqués, ces fous criminels, qui ont fait la Révolution, on les retrouve à toutes les époques : ceci dit pour les expliquer et non pour les justifier. « Il y a certainement dans l'histoire de l'humanité un vent au-dessus d'elle, qui la pousse plus ou moins violemment, selon l'heure... La Révolution était fatale... Elle venait du passé et marchait à l'avenir (1). » Qu'elle eût pu se faire avec une économie de sang versé, si certains événements s'étaient combinés d'une autre façon, ce n'est là qu'une hypothèse.

Taine répond aux objections qui lui ont été adressées, qu'il s'en est tenu à son rôle de savant ; nous avons le droit moins que quiconque de suspecter sa bonne foi. *Si parva licet componere magnis*, nous rappellerons qu'un pareil reproche nous fut jadis adressé. Lorsque nous publiâmes, en collaboration avec le docteur

____

(1) H. Taine, par Emile Zola : *Le Journal*, 15 novembre 1893.

Nass, notre *Névrose révolutionnaire*, Jules Claretie nous faisait observer, qu' « il y a, dans la Révolution, comme dans un orage, du soufre et de la foudre, des torrents débordés, des arbres abattus, des désastres ; mais après ces phénomènes d'électricité bien constatés, il faut reconnaître que la tempête a purifié l'air... Je ne voudrais pas, ajoutait notre regretté préfacier, qu'on ne vît, dans le grand drame moderne, que des visages de possédés, grimaçant comme des enragés derrière les barreaux de leur cabanon (1) ». Cette manière d'interpréter l'histoire n'était pas du goût d'Edgar Quinet (2). « Si l'on isole, écrivait-il quinze ans avant Taine, si l'on isole du spectacle des armées celui de l'intérieur, on voit au dedans un peuple furieux, sans apercevoir la cause de sa fureur. Il arriverait quelque chose de semblable, si l'on voyait l'intérieur d'une ville assiégée, et qu'on ne sût rien de ce qui se passe autour de ses murailles. En supposant que vous ignoriez que l'ennemi est sur la brèche ou dans les fossés, cette ville ainsi éperdue vous semblerait en démence. » A quoi l'on peut répliquer que le

----

(1) Préface de la *Névrose révolutionnaire*, des docteurs CABANÈS et L. NASS, 26 septembre 1905.
(2) *La Révolution*, XI, ii, cité par C. JULLIAN, CXVII.

médecin (1) ne sort pas de son domaine : il y a un « cas », un beau cas ; il l'étudie, sans souci des contingences. Mais de ce que le savant apporte sa solution, il ne se targue pas que celle-ci soit la seule, ni qu'elle soit définitive. Ce fut un des torts d'Hippolyte Taine de garder à la Science une sorte de culte, de réclamer d'elle plus qu'elle ne saurait donner.

La Science a été « la toute-puissante maîtresse (2) », qui l'a sevré des joies grossières et des plaisirs frivoles. Cet amour austère, cette passion exclusive (3), que d'indulgence ils lui vaudront !

Taine a cru à la puissance sans limites de la

(1) ALBERT SOREL a dit de Taine : « Il va au club des Jacobins, comme il allait autrefois à la Salpêtrière. Il ne s'occupe pas de ce qui a fait vivre les Français durant cette crise ; il s'inquiète de ce qui aurait pu les tuer. Il n'écrit pas l'histoire de la Révolution française, *il fait la pathologie mentale du Français pendant la Révolution.* » *Nouveaux Essais d'histoire et de critique :* Hippolyte Taine, 136.

(2) Quelques mois avant sa mort, il disait à un de ses neveux : « Je suis le contraire d'un sceptique, *je suis un dogmatique,* je crois que tout est explicable, qu'il n'y a point de mystère définitif ; je crois l'homme capable de toute la science, et la science capable de tout pour l'homme. » *Revue de Paris,* 15 mai 1908, 283.

(3) Encore un trait de commun avec Augustin Thierry, qui, aveugle et souffrant sans espoir et presque sans relâche, s'écriait : « Il y a au monde quelque chose qui vaut « mieux que les jouissances matérielles, mieux que la for- « tune, mieux que la santé elle-même, c'est le dévouement « à la science. »

Science ; il lui a demandé le remède à nos maux sociaux, comme nous lui demandons la curation de nos maladies et de nos infirmités. Mais le corps social est comme un patient, qui ne croit pas à la médecine ; souvent il se refuse à expérimenter une médication, quelque bien qu'on lui en dise. Un des correspondants de Taine, M. Jules Sauzay, lui écrivait : « Après avoir diagnostiqué le mal, achevez l'œuvre du médecin, en indiquant le remède avec l'autorité qui vous appartient. Aidez à guérir notre grand et cher malade (la France). Il me paraît avoir besoin de changer de constitution intime, bien plus que de constitution politique (1). » A quoi Taine répondait : « Le malade se croit médecin, il a son dogme en fait d'hygiène... Le socialisme égalitaire est maintenant entré dans son sang, comme l'alcool dans les veines d'un alcoolique, ou la morphine dans les veines d'un morphinomane. »

A lire ces phrases désenchantées, on se rend compte que Taine ne se méprenait pas, autant qu'on l'a prétendu, sur la valeur de sa thérapeutique ; il s'en consolait, en pensant que ses livres serviraient à l'Histoire, à la Science, et qu'il était suffisamment payé de son labeur

____

(1) Lettre du 21 juin 1885.

« par le plaisir d'avoir cherché la vérité pour elle-même, de l'avoir dite nettement, avec preuves à l'appui, sans arrière-pensée (1) ».

(1) Lettre à M. Jules Sauzay, en réponse à celle dont il est parlé dans la note précédente : cf. *Revue des Deux Mondes*, 15 avril 1907, 791-2

CHAPITRE IX

L'historien doit poursuivre un triple but :
soumettre à un contrôle sévère les documents
qui constituent la trame de l'histoire, tant les
textes que les traditions orales, afin d'établir la
vérité, au moins dans la mesure où elle peut être
atteinte : c'est affaire à l'érudit, doublé d'un
critique. Si l'on tend plus haut et plus loin, on
s'efforcera d'établir les lois qui régissent les
événements humains : ce que réalise la philosophie de l'Histoire. Ceux-là seuls seront entre
tous privilégiés qui, aux qualités que nous venons
d'énumérer, ajouteront celle de pouvoir rendre
la vie au passé, le ressusciter : pour ces derniers, l'histoire est plutôt un art, tandis qu'elle
est une science pour les autres. L'historien
idéal serait celui qui réunirait en lui ce qui

constitue le propre de chacun et nous donnerait une histoire à base de science vivifiée par l'art, couronnée par la philosophie. Nous sommes ainsi ramenés à une question déjà débattue : l'Histoire est-elle une science, est-elle un art ?

« Question mal posée et d'ailleurs assez vaine, dit, avec la sûreté habituelle de son jugement, M. Albert Sorel ; l'Histoire tend à devenir une science, la science des sociétés : elle a toujours été, elle sera toujours un art, l'art de démêler les passions des hommes et de les peindre (1). »

On a dit de Michelet qu'il aurait pu être un prodigieux vulgarisateur : il fut, avant tout et surtout, un merveilleux artiste. Taine se montra davantage homme de science ; il n'eut que le tort de construire *a priori* un système, au lieu d'attendre, pour généraliser, d'avoir colligé un certain nombre de faits ; mais, comme disait Émile Faguet, « on se sert de son cerveau comme il est (2) ».

Taine a été très discuté, comme lui-même s'y attendait. Un de ses plus graves défauts, c'est de ne pas s'être borné à faire de la psychologie,

(1) Pour le développement de cette thèse, relire le chapitre intitulé : l'Art et la Science, dans *Nouveaux Essais d'histoire et de critique*, par ALBERT SOREL ; Paris, 1898.

(2) ÉMILE FAGUET, Maîtres d'histoire : *Revue politique et littéraire*, 11 août 1894.

d'avoir voulu assimiler l'histoire à un théorème de géométrie. Le logicien a fait tort au psychologue. Il posait d'abord l'affirmation, sauf à trouver ensuite tout ce qui pouvait l'appuyer (1).

Les hypothèses ne sont évidemment pas inutiles et les savants y ont fréquemment recours ; mais les idées préconçues peuvent, en matière historique, aboutir, pour ne pas dire pire, à des erreurs. Taine se proposait de démontrer ses inductions à la façon des naturalistes ; mais cette vue de l'esprit semble « plutôt faite pour la commodité du raisonnement que pour l'analyse scrupuleuse de la réalité (2) ». Adapter aux faits d'ordre moral et social les procédés de l'histoire naturelle, tel a été le dessein de Taine ; mais a-t-il complètement réussi dans cette adaption, c'est une autre question ; il a peut-être trop oublié que la matière à étudier, c'était la nature humaine, avec sa mobilité, ses variations individuelles, qui échappent aux formules, aux abstractions.

Quoi qu'il en soit, on ne saurait nier qu'un des premiers, sinon le premier parmi les his-

______

(1) C'est pourtant Taine qui écrit : « Une psychologie n'est pas un cahier de remarques ; la recherche des causes doit venir après la collection des faits. » Mais qui ne s'est contredit au moins une fois dans sa vie ?

(2) Les méthodes de la critique littéraire, par FERNAND CAUSSY : l'Ermitage, janv.-juin 1905.

toriens, Taine a tenté d'appliquer à l'Histoire les procédés de la clinique. Il a considéré le Français de l'ancien régime comme un malade, « malade par dispositions héréditaires, malade aussi de ses médecins » ; il a dénoncé « cette thérapeutique déplorable », cherché quelle hygiène doit être appliquée au Français d'aujourd'hui, « afin d'éviter le mal qui a frappé son ancêtre ».

Parlant de « l'histoire de France sous ses pédagogues jacobins », Taine s'écrie : « Le sang ne circulera plus, la suffocation viendra ; le tronc et les jambes pâtiront autant que la tête : les pieds eux-mêmes se refroidiront et deviendront inertes. » Ailleurs, parlant du dogme de la souveraineté du peuple : « Voilà, dira-t-il, le moteur central des événements ; c'est ce germe morbide qui, infiltré dans le sang d'une société souffrante et profondément malade, a déterminé la fièvre, le délire et les convulsions révolutionnaires (1). » Mais il ne suffit pas d'emprunter la langue médicale pour être rangé au nombre des cliniciens au sens où nous l'entendons, en nous tenant au point de vue strictement professionnel.

C'est ce qu'a clairement vu M. Paul Bour-

______

(1) Cité par A. AULARD, *Taine historien de la Révolution française* ; Paris, 1907, 57 et 303.

get (1), lorsqu'il énonce que « le monde politique de Taine (et nous ajouterons : son système en général) se ramène simplement à considérer un État comme un organisme ; de même que la force et la santé personnelles s'obtiennent par une obéissance consciente ou inconsciente aux lois de l'organisme physiologique, de même la force et la santé publiques s'obtiennent par une obéissance consciente ou inconsciente aux lois de ce qu'on peut appeler l'organisme social ».

Certes, Taine s'est efforcé d'imiter le physiologiste ou le pathologue dans leurs procédés de laboratoire ou de clinique. « S'il apprécie une philosophie, il veut connaître le bulletin médical de la vie du philosophe, et s'il examine une œuvre d'art, l'état pathologique du sculpteur ou du peintre (2). »

M. Aulard (3) a dit sur Taine un mot juste : « Il faut qu'il s'improvise sur-le-champ une certitude. » Ce n'est pas tout à fait de la sorte que s'y prend l'homme de science. Afin qu'on puisse juger de la différence des procédés, nous allons exposer la méthode d'un savant

(1) *Essais de psychologie contemporaine;* Paris, 1883.
(2) *Napoléon et ses détracteurs,* par le Prince NAPOLÉON ; Paris, 1887, 9.
(3) AULARD, *op. cit.*, 14.

véritable, celle que Littré s'est mis en devoir d'appliquer à la médecine historique, aussi bien qu'à l'histoire de la médecine.

Selon Littré, la science est fille du temps, et nos connaissances actuelles deviendraient une grande île déserte, si on ne recherchait pas leurs rapports avec les productions antérieures en renouant la tradition. Éclairer la médecine ancienne avec le flambeau de la médecine moderne, telle est la méthode critique inaugurée par Littré et qui l'a conduit aux découvertes les plus inattendues.

La science d'aujourd'hui étant tributaire de la science d'hier, pour trouver le fil conducteur entre le passé et le présent, il faut lire les anciens. « Rien ne fortifie plus le jugement que cette comparaison. L'impartialité de l'esprit s'y développe, l'incertitude des systèmes s'y manifeste, l'autorité des faits s'y confirme, et l'on découvre dans l'ensemble un enchainement philosophique qui est une loi, une leçon (1). » On se fait de la sorte contemporain de tous les âges, mais on reste un moderne pour la compréhension générale et la critique des faits ; grâce à quoi, l'érudition devient extraordinairement féconde et ne se réduit plus

_____
(1) *Traduction d'Hippocrate*, t. I, 477.

à un assemblage de documents, elle vise avant tout à leur interprétation raisonnée.

Mais pour une pareille tâche, il ne suffit pas d'être un historien, voire un psychologue, il faut encore être ou avoir été médecin. Littré a passé par les hôpitaux ; il fut un des internes les plus distingués de son temps ; il a fréquenté l'amphithéâtre : il a pu ainsi apprendre comment « la maladie se produit dans le corps vivant, quels troubles elle y cause et comment elle vient à la guérison ou à la mort (1) ». Sainte-Beuve a nettement marqué sa dominante, sa « faculté maîtresse » : Littré était « médecin par la vocation, par le dévouement, la méthode en tout ». Voilà ce qu'il ne faut pas perdre de vue, pour juger de la révolution opérée dans la critique historique par cet admirable savant. Notons, en plus, que Littré s'est, toute sa vie, occupé d'histoire ou d'histoire de la médecine. Victor Cousin avait voulu créer pour Littré une chaire d'histoire de la médecine, que celui-ci eut la modestie de refuser (2). En 1871, le gouvernement, retiré alors à Bordeaux, le nomma professeur d'histoire à l'École polytechni-

(1) *Médecine et médecins*, Préface.
(2) Littré proposa de nommer à sa place le docteur Dezeimeris, un érudit bibliothécaire, mais son candidat ne fut pas agréé et la chaire resta sans titulaire.

que. Il ne fit qu'une leçon : les élèves ayant demandé à être incorporés dans l'armée, le gouvernement fit droit à leur demande et tous les cours théoriques furent suspendus (1).

« Que n'ai-je pas roulé dans mon esprit ? disait Littré quelques jours avant sa mort ; si ma vieillesse avait été forte, que la maladie ne l'eût pas accablée, j'aurais mis la main, avec quelques collaborateurs, à une histoire universelle dont j'avais tout le plan (2). » Mais la médecine eut et conserva ses préférences. « J'eus toujours, a-t-il écrit, une place réservée pour la pathologie et ce qui s'y rattache. Je ne permis jamais à mes autres travaux ou à mes autres goûts de créer une prescription à cette égard... Je ne troquerai pas contre quoi que ce soit cette part de savoir que j'ai jadis conquise par un labeur persistant. »

Pasteur, dans son discours de réception à l'Académie, où il était appelé à faire l'éloge de Littré, dont il allait occuper le fauteuil, Pasteur a fait grief à son prédécesseur de n'avoir pas été un expérimentateur. « Les travaux de

(1) Cette leçon a été recueillie dans l'ouvrage de Littré qui porte pour titre : *la Science au point de vue philosophique;* Paris, 1884, 410 et suiv.

(2) Discours de réception de M. Pasteur, en remplacement de Littré, à l'Académie française.

M. Littré, ainsi s'est-il exprimé, ont porté sur des recherches d'histoire, de linguistique, d'érudition scientifique et littéraire. La matière de telles études est tout entière dans des faits appartenant au passé, auxquels on ne peut rien ajouter ni retrancher. Il y suffit de la méthode d'observation qui, le plus souvent, ne saurait donner des démonstrations rigoureuses. Le propre, au contraire, de l'expérimentation, c'est de ne pas en admettre d'autres. L'expérimentateur, homme de conquêtes sur la nature, se trouve sans cesse aux prises avec des faits qui ne se sont pas encore manifestés et n'existent pour la plupart qu'en puissance de devenir dans les lois naturelles. L'inconnu dans le possible et non dans ce qui a été, voilà son domaine et, pour l'explorer, il a le secours de cette merveilleuse méthode expérimentale, dont on peut dire avec vérité, non qu'elle suffit à tout, mais qu'elle trompe rarement, et ceux-là seulement qui s'en servent mal. » Selon Pasteur, Littré aurait confondu cette méthode avec la méthode restreinte de l'observation, donnant au mot expérience l'acception que lui attribuent les gens du monde. Dans un cas, « l'expérience n'est que la simple observation des choses et l'induction qui conclut, plus ou moins légitimement, de ce qui a été à ce qui pourrait être » ; la vraie méthode expérimentale, au contraire, « va jusqu'à la preuve sans réplique ».

Littré, en effet, ne s'est pas livré, comme Pasteur, à des travaux de laboratoire, mais mérite-t-il pour cela le dédain posthume dont l'a accablé l'immortel chimiste ? Littré n'a pas fait d'expériences, lui répliquait Renan avec beaucoup de sens ; « mais vraiment, il n'en pouvait pas faire ; son champ, c'était l'esprit humain ; on ne fait pas d'expérience sur l'esprit humain, sur l'histoire. La méthode scientifique, en cet ordre, est ce qu'on appelle critique. » Et la critique, telle que Littré l'a comprise, était excellente, au dire d'un homme dont on ne saurait dénier la compétence, l'illustre exégète de la *Vie de Jésus*. « Il ne s'agit pas seulement, en ces obscures matières, de savoir ce qui est possible, il s'agit de savoir ce qui est arrivé. Ici la discussion historique retrouve tous ses droits... La méthode de M. Littré reste donc excellente dans l'ordre des faits auxquels il l'applique d'ordinaire. Les faits où l'on croit voir des interventions de volonté particulières, supérieures à l'homme et à la nature, disparaissent à mesure qu'on les serre de plus près... La critique historique a des bonnes parties. L'esprit humain ne serait pas ce qu'il est sans elle, et... les sciences n'existe-raient pas (1), s'il n'y avait, à côté d'elles, une gardienne vigilante pour empêcher le monde d'être dévoré par la superstition et livré sans défense à toutes les assertions de la cré-dulité (2). »

Littré s'est, en effet, attaché à montrer, et il y a pleinement réussi, que les faits mer-veilleux dont l'antiquité s'est ébahie, la science moderne parvient à les expliquer. « La vive croyance à une affection surnaturelle qui s'at-tache au tombeau des saints, aux opérations du magnétisme, aux influences de tel ou tel personnage », Littré n'a pas eu de peine à prouver qu'elle est due à « un agent psychique d'une force considérable ». L'esprit scienti-fique seul peut arriver à triompher de l'esprit superstitieux, en le poursuivant « dans ses plus obscurs recoins ». Ce n'est pas qu'il faille « faire de la science une idole et du savoir un arcane » ; mais, en présence des certitudes qu'elle nous donne, on ne saurait méconnaître ses droits à soumettre à son rigoureux contrôle des phénomènes qui ne restent occultes, que tant qu'ils se dérobent à l'examen.

(1) Il y a dans le texte de Renan : *vos sciences.* Nous « dé-personnalisons », pour que la citation s'incorpore au texte.
(2) Réponse d'Ernest Renan à Pasteur.

« Plus les sociétés se cultivent, plus elles se dépouillent des fausses notions. » Les visions ou apparitions sont pour la plupart explicables ; mais il fut un temps où elles étaient en harmonie parfaite avec l'état mental de ceux qui y ajoutaient foi. Grâce aux connaissances acquises et dues aux progrès de la science, l'histoire moderne peut autrement interpréter l'histoire ancienne. « Longtemps, le témoignage, qui est la trame même de l'histoire, est demeuré sans contrôle autre que celui qui résultait de la critique des circonstances qui l'accompagnaient. Mais le développement de la science positive y a introduit un contrôle supérieur : il faut qu'il satisfasse aux lois naturelles ; sans quoi, il est ou rejeté totalement, ou modifié dans sa signification intime (1). » Les miracles de guérison sont du domaine de la médecine ; elle seule peut apprécier si celle-là est due à une simple réaction physique, ou à un agent encore indéterminé et qui serait provisoirement inexpliqué.

Littré a projeté également quelques rayons des lumières de la science moderne sur d'autres phénomènes qui ont passé jadis pour

(1) *Médecine et Médecins*, 114.

étranges et que nous expliquons sans peine : telles ces épidémies de choréomanie, dont des bandes d'hommes et de femmes, formant des cercles en se tenant par la main et dansant avec fureur jusqu'à ce qu'ils tombent épuisés (1), ont donné pendant tant de siècles le navrant spectacle.

Ces épidémies nerveuses sont soumises, tout comme les épidémies miasmatiques, à certaines lois de développement, que les recherches de Littré ont fait connaître. L'antiquité et le moyen âge les attribuèrent d'abord à une vengeance céleste : ils y voyaient une manifestation de l'ire divine. Lorsqu'ils n'accusaient pas le ciel, nos ancêtres incriminaient les grandes perturbations cosmiques, telles que les tremblements de terre ou les éruptions volcaniques. Et si la nature ou Dieu ne leur rendaient pas raison de ces calamités, ils s'en prenaient à leurs semblables : la populace massacrait sans merci ceux qu'elle accusait d'empoisonner les fontaines, ou de *semer* le contage pestilentiel. Les *semeurs de peste* pulvérisaient, disait-on, des débris de cadavres de pestiférés, mélangeaient cette poudre aux aliments et la répandaient dans les rues, dans les maisons, jusque

(1) L'œuvre médicale de M. Littré, par G. Daremberg : *Revue des Deux Mondes*, 1er août 1882.

dans les mouchoirs et les jarretières (1). Littré a montré que, même si ces accusations eussent été fondées, la contagion ne pouvait se faire par ces moyens ; car « l'on sait positivement que si l'introduction des matières putrides, soit par inoculation sous la peau, soit par injections dans les veines, produit les effets les plus graves, elle est au contraire inoffensive, quand elle se fait par les voies digestives (2) ». La sémination de la peste n'aurait donc été qu'un faux crime, comme le fut la sorcellerie.

Il n'est plus contestable, en dépit des objections de quelques-uns de ses détracteurs, ou des sceptiques qui doutent de tout, il n'est plus contestable que la médecine moderne ait une supériorité réelle sur la médecine de nos pères, laquelle n'avait à sa disposition, pour juger des maladies, que les symptômes, tandis que nous savons reconnaître les lésions qui les produisent. Ce n'est pas que nous n'ayons bénéficié des acquisitions de nos devanciers, mais nous y avons ajouté ; et ceux qui viendront après nous, accroîtront encore le domaine des connaissances. Cela explique comment ont pu être résolus des problèmes dont la solution ne

(1) Cf. *Mœurs intimes du passé* (5ᵉ série) : les Fléaux de l'humanité, par le Dʳ CABANÈS.

(2) LITTRÉ, *op. cit*, 504.

pouvait être obtenue que grâce à des notions que nos ancêtres ont ignorées.

Ainsi, pour établir si un sujet avait été empoisonné, ils attachaient surtout de « l'importance aux taches et aux lividités ; ils supposaient que le cœur, cet organe essentiel, devait porter des traces de l'action violente qui avait éteint la vie, et ils croyaient ou qu'il se couvrait de marbrures, ou qu'il devenait incapable de se consumer dans la flamme d'un bûcher funéraire ». De ce que le corps d'Alexandre n'aurait pas présenté des traces de putréfaction, « bien que déposé dans des lieux chauds et étouffants », on concluait jadis que la mort avait été naturelle. Les observations positives, a fort justement remarqué Littré (1), n'ont aucunement justifié ces idées préconçues ; la corruption inévitable de tout organisme de qui la vie s'est retirée et qui est livré aux affinités chimiques, peut survenir très vite dans des cas où aucun poison n'a été administré ; et, réciproquement, elle peut, suivant les circonstances, tarder beaucoup, même quand un poison a donné la mort. En réalité, Alexandre a succombé à une de ces fièvres communes en Algérie, en Grèce et dans l'Inde, et qui

(1) De la toxicologie dans l'histoire et de la mort d'Alexandre : *Revue des Deux Mondes*, 15 novembre 1853.

règnent encore, comme au temps du conquérant, sur les bords de l'Euphrate ; et c'est le récit, reconnu authentique, de sa dernière maladie, et interprété médicalement par Littré, qui a permis de redresser l'erreur des historiens. Les excès de boisson, pas plus que le poison, ne furent pour rien dans le dénouement.

Est-ce à dire qu'il n'y ait pas eu, dans l'antiquité, des officines d'empoisonnement, de véritables ateliers de crime, où les manœuvres homicides se dissimulaient sous couleur de magie ou de sorcellerie ? On en a une preuve irrécusable dans un empoisonnement qui n'est sujet à aucun doute, celui de Britannicus. Quant à Germanicus, on avait fait brûler son corps, rendant ainsi impossible toute vérification posthume.

La médecine est aujourd'hui en mesure de se prononcer, sur d'autres cas, avec plus d'assurance, grâce aux documents qui nous ont été conservés. C'est en étudiant le procès-verbal d'autopsie et l'observation de la maladie ultime d'Henriette d'Angleterre, que Littré est parvenu à formuler un diagnostic d'une précision telle, qu'on n'a rien trouvé ou presque à y ajouter.

Tout le monde connaît les circonstances de

cette mort foudroyante, que le génie de Bossuet a immortalisée. Lorsque survint cet événement mémorable, ce ne fut qu'un cri à la cour, comme hors de Versailles : la princesse a été empoisonnée ! Et l'on désignait tout haut le coupable, et il faut reconnaître que fortes étaient les présomptions. Littré s'est imposé la tâche de reprendre les observations des praticiens qui ont donné leurs soins à l'épouse de *Monsieur*, de relire avec attention les procès-verbaux des médecins qui se sont livrés à la macabre besogne de l'ouverture du corps ; et, sans méconnaître qu' « aucune impossibilité morale » ne vient s'opposer aux soupçons qui ont eu cours, il récuse néanmoins l'hypothèse « au nom de bonnes preuves médicales ». Après avoir démontré qu'aucun poison n'a pu être administré, puisque au moins une personne but de cette même eau et n'en souffrit aucun dommage, prenant en considération l'invasion subite du mal, la violence de la douleur, les malaises antérieurs de l'estomac et les signes manifestés du côté du péritoine, Littré conclut à un ulcère stomacal ; à une déchirure de l'ulcération par l'effet de l'ingestion d'un liquide ; enfin, à une péritonite suraiguë, suite de la perforation.

Les médecins de l'époque de Louis XIV avaient déclaré qu'il n'y avait pas eu empoisonnement: l'opinion d'alors leur donna tort, la science de nos jours les justifie, en même temps qu'elle réhabilite les agents de ce prétendu crime. Nous nous sommes étendu peut-être avec quelque complaisance sur ce cas historique, parce que, véritablement, nul autre ne donne mieux l'idée de la méthode suivie par Littré dans ces sortes de reconstitutions d'archéologie médicale.

Depuis Littré, le problème a été repris, par le docteur Legué d'abord ; puis, par les docteurs Brouardel et Legendre : le premier concluant à un empoisonnement ; ceux-ci confirmant, au contraire, le diagnostic de Littré. Au docteur Laignel-Lavastine, qui opinait pour l'appendicite, a répliqué le docteur de Rouville, revenant à l'opinion « classique » d'une mort par perforation d'un ulcère de l'estomac. Le docteur André Lombard (*Chronique médicale*, 1er juillet 1910) est arrivé, par une autre voie, aux mêmes conclusions. Signalons, à titre de curiosité... paradoxale, la version proposée par le professeur Pozzi, qui s'est prononcé en faveur d'une hématocèle péri-utérine foudroyante. Nous avons consacré nous-même une longue dissertation critique au cas de « Madame » (dans nos *Indiscrétions de l'Histoire*, 4ᵉ série). Quelques années après nous, le docteur Jean Fabre publiait un volume de plus de 200 pages « sur la vie et principalement sur la mort de *Madame*, Henriette-Anne Stuart, duchesse d'Orléans (Paris, 1912) », où, après avoir passé en revue toutes les versions proposées, il se prononçait en faveur d'un ulcus duodénal. Sera-ce le dernier mot de la science ? L'avenir décidera.

De ce que nous reconnaissons mieux les maladies de nos ancêtres, s'ensuit-il que nous obtenions plus de guérisons qu'eux ? Laissons encore à Littré le soin de répondre : « Le moindre médecin élevé dans nos écoles et nos hôpitaux, appelé auprès de la princesse, aurait reconnu la perforation, la péritonite et la mort inévitable, sans tourmenter la malade par de vains remèdes, sans égarer les proches par de vaines paroles. Mais... appelé en temps utile... il aurait, par une étude attentive des symptômes, soupçonné, entrevu, reconnu le mal secret qui menaçait d'une si terrible catastrophe les jours de la princesse, et, par un traitement approprié, — car on a maintenant bon nombre d'exemples de guérison, — il aurait peut-être conservé Madame dans cette grande place qu'elle remplissait si bien (1) », pour employer le langage magnificent de l'orateur sacré.

(1) Madame est-elle morte empoisonnée ? (*Médecine et Médecins*, 429 et suiv.).

Nous venons de montrer un des résultats, entre beaucoup d'autres, de ces recherches rétrospectives, qui ne relèvent pas, comme le croient certains, d'une vaine curiosité (1). Ce résultat, c'est le redressement d'une erreur qui a eu cours durant des siècles, la réhabilitation d'un personnage injustement accusé.

Il y a d'autres bénéfices à retirer de ces disquisitions. En assimilant les maladies démoniaques à de vulgaires affections des nerfs, quantité d'infortunés qu'on aurait autrefois punis d'une mort ignominieuse, sont reconnus aujourd'hui pour des hystériques ou des hystéro-épileptiques, qu'on soigne et dont on calme les accès, si on ne parvient à les toujours guérir. Au lieu de livrer ces malheureux au bras séculier, on les recueille à l'hôpital : la science a tout de même du bon.

Nous voudrions encore montrer quelle portée a eue une autre découverte, dont le mérite revient également à Littré ; et, par la même occasion, il sera prouvé quel secours l'histoire peut retirer de l'histoire de la médecine, quand celle-ci est interprétée avec sagacité.

(1) « L'histoire se rappellera que son œuvre a une portée plus noble que de satisfaire à une vaine curiosité », écrit avec raison M. Camille Jullian ; mais la curiosité est légitime, quand elle traduit le besoin scientifique d'apprendre et de comprendre.

A chaque instant, les auteurs hippocratiques parlent de l'existence, en Grèce, de fièvres rémittentes ou pseudo-continues. Littré avait d'abord pensé qu'il s'agissait de fièvres typhoïdes méconnues. Il devait changer d'avis plus tard. De ce changement d'opinion les causes sont intéressantes à connaître.

En 1828, avait lieu l'expédition de Morée. Là, nos officiers de santé eurent à soigner des fiévreux ; ceux-ci furent considérés tantôt comme des typhiques, tantôt comme des entérites. Quant à la thérapeutique, elle était uniforme : tous les malades étaient saignés à blanc, selon les principes, alors régnants, de Broussais. Vinrent les guerres d'Afrique : ces mêmes médecins, en présence de nouveaux cas, semblables aux précédents, saignèrent plus que jamais, et l'hécatombe fut terrible. C'est alors qu'en 1836, un médecin militaire, mieux avisé, reconnut dans ces fièvres d'Afrique le caractère intermittent. Le mémoire de ce médecin fut, pour Littré, une révélation, comme un éclair de génie. Il reprit son texte d'Hippocrate, n'eut pas de peine à reconnaître, dans la description de son auteur favori, les symptômes de ces fièvres des pays chauds qu'on nomme fièvres paludéennes, et dont triomphent la quinine et ses sels, bien admi-

nistrés. Le docteur Maillot, s'inspirant de la
découverte de Littré, traitait à son tour les
soldats d'Afrique par cette panacée et réussis-
sait à sauver le plus grand nombre de ceux
qui, ayant réchappé de trop copieuses saignées,
n'avaient pas été victimes des émanations tel-
luriques. « Voilà certes, constate un des biographes de Littré (1), une conquête de la
science au profit de la civilisation, que l'histoire de la médecine peut bien revendiquer. »

Une observation, faite par des chirurgiens,
peut servir à établir la véracité d'un événement historique. Littré a relaté la suivante :
les chirurgiens ont souvent observé que les
tissus de laine, de lin, ainsi que le feutre,
s'allongent devant une balle avant d'être per-
forés, reviennent ensuite sur eux-mêmes après
avoir été percés, de telle sorte que l'ouverture
qu'ils présentent n'est plus en rapport avec le
volume du projectile. Une balle, frappant un
chapeau de feutre, par exemple, allonge le
tissu, finit par le perforer et entre dans le
crâne, après avoir fait un trou dans cette ca-
vité. Si on examine l'ouverture du feutre, on
la trouve notablement plus petite que celle
du crâne. C'est pour avoir ignoré cette parti-

(1) Ch. Daremberg, *loc. cit.*

cularité, qu'on a longtemps accrédité le bruit
que le roi de Suède, Charles XII, avait été
assassiné. Il avait reçu, le 11 décembre 1718,
au siège de Friederichstadt, une balle à la tête;
on prétendit qu'il avait été tué par une personne de sa suite. « Le chapeau de ce prince,
que l'on garde à Stockholm, et la petitesse du
trou dont il est percé, comparé à la grandeur
beaucoup plus considérable de celui qui se
trouvait sur la paroi du crâne, contribuèrent
à propager ce bruit. Ainsi une observation de
chirurgie peut jeter du jour sur une difficulté
historique (1). »

Nous en avons dit assez pour prouver combien a été féconde cette méthode, instaurée
par Littré, qui consiste à reprendre l'étude de
faits anciennement observés à la lumière de
nos connaissances modernes en anatomie, en
physiologie et en pathologie. Littré est arrivé,
par ce moyen, à rectifier nombre d'assertions
fausses, acceptées par les historiens, à détruire
des légendes, à donner la clé de phénomènes
qui ont longtemps passé pour extraordinaires.
S'il lui a été permis de prononcer un jugement décisif dans tant de questions contro-
versées, c'est qu'il possédait une science ap-

____

(1) *National*, 30 octobre 1834.

profondie, aussi bien en médecine qu'en philologie, et que l'histoire lui était aussi familière que la clinique.

Déférant aux conseils de Littré, un de ses
plus zélés disciples, Auguste Brachet, entreprenait, en suivant les règles que le maître a
édictées, de reconstituer l'évolution morbide
des dynasties françaises, à l'aide de ces trois
éléments combinés : la critique historique, la
clinique moderne, la pathologie des temps
passés.

Brachet a eu la prétention de créer une science
nouvelle, la « pathologie historique », qu'il
définit expressément : « l'explication, par la
science biologique, des données que nous four-
nissent les textes historiques, données réunies et contrôlées suivant les règles de la
critique historique, dans le double but de servir tantôt à la science médicale, tantôt à la
science historique ». Il eût été plus simple de
dire que la pathologie demande à intervenir
dans l'histoire, dans le dessein de contribuer à
expliquer le caractère par le tempérament, de
donner la formule psychologique des personnages, en s'appuyant sur leur physiologie.

Les historiens, du moins une certaine catégorie d'historiens, confessent qu'ils ont mille
chances de se tromper, lorsqu'il s'agit d'ap-

précier l'influence du physique sur le moral, et qu'ils éprouvent de l'embarras à expliquer nombre de faits d'histoire, qui n'ont d'autre cause que l'état mental des chefs d'État ou des personnalités dirigeantes. Ceux-là conviennent que c'est pourtant un facteur dont nul ne peut méconnaître l'importance (1).

Brachet était-il bien préparé au rôle qu'il avait assumé ? Élevé à l'école de Littré, il tenait de lui sa méthode ; mais était-il capable, sans avoir suivi des cours de médecine ni pratiqué notre art, de disserter *ex professo* de problèmes assez délicats, que les spécialistes eux-mêmes ont quelque peine à élucider ? Sentant son insuffisance, voire son incompétence en pareilles matières, il avoue avoir eu parfois recours à la science de savants qualifiés ; mais cette science de seconde main est-elle toujours de bon aloi ? Cela l'autorisait-il à morigéner autrui sans discrétion ni mesure ?

On a reproché, non sans raison, à Brachet, d'avoir pris un ton de polémiste dans des sujets qui comportaient plus d'objectivité. Il relève, en effet, avec une vivacité qu'on a le droit de trouver insolite, les contre-sens pathologiques chez des érudits qui ont, au moins,

(1) ACHILLE LUCHAIRE, La Pathologie des Capétiens : *Journal des savants*, janvier 1904.

l'excuse de leur ignorance. S'il s'était borné à demander aux historiens, comme nous en avons maintes fois exprimé le souhait, de soumettre les textes à des médecins, quand il s'agit de questions qui relèvent de la compétence de ces derniers, il ne se serait pas attiré les représailles de ceux qu'il a voulu accabler sous ses épigrammes (1).

Où l'historien se renseignerait-il mieux qu'auprès d'un pathologue, sur l'état physiologique et sur la nature de la maladie qui a mis un terme à la vie des souverains ou des princes (2) ? Brachet, nous devons lui rendre cette justice, a fourni, à cet égard, des précisions, dont l'histoire, en général, ne saurait que tirer profit. Il a montré, en outre, de quelle utilité est la connaissance de la thérapeutique et des mœurs du moyen âge, pour établir et déterminer l'état de santé, intellectuelle et physique, des personnages soumis à son analyse.

Ainsi, pour prendre un cas concret, des documents historiques et des pièces d'archives

(1) Ach. Luchaire, *loc. cit.*, 12.

(2) Nombre de travaux médico-historiques ont été consacrés à cette question ; nous citerons, entre autres, *la Mort des rois de France*, du docteur Corlieu ; *les Morts mystérieuses de l'Histoire*, du docteur Cabanès ; *la Mort de Louis XIII*, par le docteur Paul Guillon, etc.

attestent que Louis XI a eu fréquemment recours à l'intercession de saints qui avaient des spécialités curatives bien définies. Il s'informait avec soin des maladies que guérissait le plus fréquemment tel ou tel sanctuaire renommé. Ayant ouï dire que les épileptiques trouvaient leur guérison à Notre-Dame d'Embrun, le jour de la Nativité, il voulut, avant d'entreprendre le voyage, s'assurer des chances qu'il pouvait avoir de guérir (1). Un autre jour, chassant dans la forêt de Longuenée, non loin de Plessis-lez-Tours, le roi est pris... d'une colique soudaine. Se tordant de douleur sur les mousses du bois, il se vouait à la sainte, renommée dans le pays pour la guérison de ce mal, sainte Emérance, lui promettant, si elle l'exauçait, de lui élever une belle statue d'argent, dans une chapelle toute neuve, desservie par une collégiale richement dotée. Une fois guéri, il oublia la moitié de sa promesse et laissa la chapelle sans collégiale pour la servir (2). Tout Louis XI se retrouve dans ce trait. Induire de ces faits que le roi était atteint de tous les maux dont la guérison était attribuée aux saints

____

(1) Cf. *Recherches historiques sur le pèlerinage des rois de France à Notre-Dame d'Embrun*, par ADOLPHE FABRE, 56 et s.

(2) Les dévotions de Louis XI en Anjou : *Revue de l'Anjou et de Maine-et-Loire*, juillet 1860.

qu'il invoquait, serait accorder à l'hagiothérapie une importance exagérée; mais si l'hagiothérapie *seule* ne doit jamais servir de base à l'établissement d'un diagnostic rétrospectif, « *à titre surérogatoire*, elle conserve un grand intérêt, comme confirmation des diagnostics reconstitués par la symptomatologie ou la thérapeutique (1) ». Ces invocations aux saints, ces pèlerinages constituent au moins une présomption en faveur de l'existence de la maladie dont était ou se croyait atteint le royal patient.

Une des tâches les plus délicates qui s'impose au clinicien de l'histoire, c'est l'identification, au point de vue nosographique, des maladies anciennes aux affections modernes. Certaines se sont éteintes, d'autres ont reparu sous une forme le plus souvent fruste ou atténuée. L'historien médical peut puissamment aider le médecin historien à résoudre ces difficultés. Comme le formule Brachet, « la pathologie historique n'est qu'un cas particulier de la méthode générale, chaque jour plus répandue, qui consiste à faire profiter une science de l'enseignement que donne une autre science (2) ».

(1) A. BRACHET, *Pathologie mentale des rois de France*, Introduction, XLVIII ; cf. LX, LXIV, LXX, LXXII, LXVIII-LXXIX, etc.

(2) *Op. cit.*, chap. IV.

Ce qu'un philosophe (1) appelle l'*assolement* dans le domaine de l'intelligence, il faudrait l'appliquer à l'histoire : par l'apport de la technique médicale, on la revivifiera ; comme Dechambre (2), Charcot (3) et Paul Richer (4) ont renouvelé la critique d'art, en y introduisant l'élément pathologique. Brachet a montré, dans nombre de cas, l'utilité de la technicité, sans toutefois méconnaître la nécessité qui s'impose à tout historien, fût-il médecin, de ne jamais formuler une opinion *a priori*, sans avoir reconnu au préalable l'authenticité des textes qu'il doit interpréter.

« Voir, a dit Trousseau, est la chose la plus difficile du monde, et l'interprétation d'un symptôme est souvent plus aisée que sa constatation. » Cela signifie que, en médecine historique comme en histoire, il faut d'abord réunir les faits, les soumettre à l'analyse, c'est-à-dire faire la critique des témoignages,

(1) Guyau, L'éducation et l'assolement dans la culture intellectuelle : *Revue scientifique,* 26 octobre 1889.

(2) De quelques marbres antiques concernant des études anatomiques, par J.-M. Charcot et A. Dechambre (Extrait de la *Gazette hebdomadaire de médecine et de chirurgie.* Paris, 1857).

(3) *Les Démoniaques dans l'Art,* par J.-M. Charcot et Paul Richer, Paris, 1887 ; *les Malades et les Difformes dans l'Art,* etc.

(4) *L'Art et la Médecine,* par Paul Richer ; du même, *l'Anatomie et les arts plastiques, Dialogue sur l'Art et la Science,* etc.

avant de commencer l'examen médical proprement dit, pour lequel devront être suivies rigoureusement les règles de la clinique, telles qu'elles sont aujourd'hui pratiquées.

Il ne peut y avoir de conclusion physiologique sans l'étude détaillée des textes (1). La fausse critique engendre la fausse clinique.

Même les chroniqueurs contemporains des événements doivent être contrôlés à l'aide de pièces d'archives, comptes de dépenses, inventaires de mobiliers; en d'autres termes, tous les documents originaux. Ceux-ci « renferment des renseignements les plus circonstanciés sur leur époque, *notés sans artifices ni parti pris.* Ils sont la matière première, le *protoplasma* de l'histoire (2) ». Mais on serait déçu, si on espérait y trouver classés tous les symptômes morbides du personnage qu'on étudie et dont il ne resterait qu'à faire le relevé. Il faut savoir chercher les indices et, en les rapprochant, en tirer une déduction. Sur ce terrain, plus particulièrement, Brachet a fait montre d'une ingéniosité sans pareille; il a su tirer, du rapprochement de détails souvent infimes, les conclusions les plus solides. Il a résolu, de la sorte, une série de petits problèmes que les

(1) Brachet, CLVII.
(2) *Op. cit.,* CLXIII.

historiens avaient posés sans les résoudre, ou dont ils avaient dénaturé les éléments (1).

Peut-être a-t-il « péché par une recherche abusive de la précision » ; peut-être a-t-il attribué plus d'importance qu'il ne convenait à des menus faits ; mais le plus souvent, ils ne viennent que corroborer des faits plus essentiels et acquièrent ainsi une valeur probante plus considérable.

De ce qu'on a relevé sur le registre de Saint-Fiacre, que Bossuet a fait une neuvaine pour le flux de sang du roi, et que Louis XIV a fait un don à l'abbaye placée sous la protection de ce bienheureux, il serait évidemment prématuré de conclure que le monarque avait cette infirmité désagréable qu'on nomme les hémorroïdes ; mais quand on sait, par les historiographes officiels, qu'il en était affecté, il n'est pas indifférent d'en avoir la confirmation, et d'une source à laquelle l'histoire néglige généralement de puiser.

Les historiens, dans leur ignorance de la neurologie, donnent, en général, aux textes une signification tout autre que les psychiâtres : ainsi trouve-t-on, dans les comptes d'Isabeau de Bavière, que cette reine avait ordonné de mettre

(1) LUCHAIRE, *loc. cit.*, 11.

des appuis de bois au pont de Corbeil, sur lequel elle devait passer : lorsqu'on sait qu'Isabeau avait toutes sortes de phobies (*astrophobie* ou peur du tonnerre; *thanatophobie*, ou peur de la mort subite, etc.), il est permis d'en déduire que l'impossibilité où était la reine de traverser une rivière sur un pont sans balustrade, était nettement symptomatique de l'*agoraphobie* ou peur des espaces vides, stigmate de dégénérescence dont héritera son fils, Charles VII (1).

A la notion de l'hérédité est intimement liée celle du terrain; celui-ci n'est que la résultante de celle-là. Selon que le terrain sera constitué, il opposera une plus ou moins grande résistance au germe. Une illustration historique de cette notion peut être fournie.

Louis XIV est saisi, à Mardick, d'accès de fièvre paludéenne; il ne lui en reste, au bout de quelques mois, que des accidents sans gravité, tels que vertiges, vapeurs, etc.; tandis que, chez don Carlos d'Espagne, des accès de même origine laissent à leur suite une psychose véritable (2).

---

(1) Un historien de l'époque, Chastellain, dit qu' « il (Charles VII) ne s'osoit logier sur un plancier (plancher), ny passer un pont de bois à cheval, tant fust il bon ».

(2) Cf. *Don Carlos's Haft and Tod*, par Budinger.

C'est, en fin d'analyse, à un essai de détermination des lois de l'hérédité en histoire, qu'aboutissent les multiples et minutieuses recherches qu'a poursuivies Auguste Brachet. Il a pris pour sujet d'étude l'hérédité dans les dynasties royales, parce que la documentation en est plus aisée à recueillir et qu'elle offre moins d'incertitude que pour une famille ordinaire. Cette tentative d'une constitution scientifique partielle de l'hérédité humaine est une révolution en histoire, et aussi en pathologie générale.

On peut discuter si la pathologie historique sera reconnue comme une science en soi, — c'était la prétention de Brachet, — ou, comme nous le croyons quant à nous, si elle doit se contenter d'offrir ses bons offices à l'histoire ; mais ce qu'on ne saurait méconnaître, c'est que le travail de Brachet aidera puissamment à résoudre la question, toujours controversée, de l'hérédité. Il éclaire d'une vive lumière plus d'une province obscure et inexplorée de l'histoire, et la connaissance intime des personnages historiques s'en trouve comme renouvelée (1).

Ce sera le mérite de Brachet d'avoir, sinon

(1) F. BRUNETIÈRE, La Pathologie historique : *Revue des Deux Mondes*, 1ᵉʳ août 1903.

ouvert et frayé la voie, comme on lui en a fait honneur, mais de l'avoir considérablement élargie. Ceux qui s'y sont engagés à sa suite doivent reconnaître qu'ils lui sont tous redevables dans quelque mesure.

CHAPITRE X

Origines de la psycho-pathologie historique. —
Applications des notions médicales a l'interprétation de l'Histoire. — Notre contribution personnelle.

> « Au fond, chacun se crée
> un peu à lui-même sa mé-
> thode. » Paul Guiraud, art.
> sur Fustel de Coulanges, in
> *Revue des Deux Mondes*, 1ᵉʳ mars
> 1896.

« Il n'y a pas de sciences, même parmi celles qui, comme la géologie et l'économie politique, sont, en un sens, justement appelées récentes, dont l'histoire se déroule tout entière au grand jour ; il n'y en a pas qui se soit trouvée tout d'un coup en pleine possession de son existence individuelle, comme Pallas est sortie du cerveau de Jupiter (1). » Dans une de ces pré-

(1) *La Philosophie de l'Histoire en France*, par Robert Flint, traduction Ludovic Carrau. Introduction.

visions de l'avenir qui lui étaient familières, Littré déclarait un jour que la pathologie historique, science encore embryonnaire de son temps, n'irait qu'en se développant et serait « l'un des offices intellectuels du vingtième siècle ». Il ajoutait que seraient résolus, de la sorte, bien des problèmes dont la solution est restée inaccessible aux historiens; bien des changements de caractère, bien des résolutions prises sous l'influence des névroses ou des psychoses seraient ainsi expliqués. Il entrevoyait seulement que cette science aurait beaucoup de peine à se fonder, parce que les historiens ne sont pas suffisamment médecins, et que les médecins sont dépourvus des connaissances historiques qui leur seraient nécessaires. Soit pour ce motif, soit pour tout autre, il est certain qu'il n'y a eu, jusqu'à ces dernières années, que quelques tentatives d'application de la médecine à l'Histoire, et qu'on devra peut-être, longtemps encore, s'attacher à l'observation des faits avant de risquer une généralisation hâtive.

L'origine de la psycho-pathologie historique ne remonte guère à plus de trois quarts de siècle : dès 1836, un aliéniste, qui était aussi un philosophe, publiait une étude de psychologie morbide, ayant trait à un personnage qui a joué dans l'histoire de l'humanité un rôle prépondérant : Socrate, « le père de toute philosophie », le maître de Platon, et que son disciple Aristote considérait déjà comme un mélancolique et un extatique, était, par la science moderne, rangé parmi les grands visionnaires. Le *Démon de Socrate*, du docteur Lélut, souleva des controverses passionnées, dont l'écho se retrouve dans les journaux de l'époque.

Des objections analogues accueillirent, à son apparition, l'*Amulette de Pascal*, du même auteur. « La maladie, qui n'est chez le vulgaire que la déchéance, la défection d'un ou plusieurs organes, écrivait l'un des critiques alors le plus en faveur, n'est, chez les grands chercheurs d'idées, qu'une prédisposition naturelle au sublime. Le vulgaire ne vit que dans son corps ; son existence commence et finit là. Le génie ne vit que dans son âme, dans les leçons qu'il jette au monde, dans les millions d'hommes qu'il s'assimile ; il ne meurt pas, et à chaque parole, à chaque œuvre, il tire de plus en plus à lui l'humanité. » Parlant de Pascal, « les symptômes corporels, poursuivait-il, peuvent être les mêmes chez lui que chez les autres ; mais les phénomènes intellectuels sont bien différents... Pascal souffre, mais il transforme la douleur en pensée. Ce que vous appelez sa vision n'est que la retraite d'une âme dans le sein de la Providence. Ce que vous appelez son amulette, c'est le signe du Christ, c'est le drapeau que, pauvre soldat mourant, il serre sur sa poitrine. *Nous abandonnons volontiers le corps de Pascal à l'autopsie des médecins, mais nous ne leur abandonnons pas son intelligence* (1). »

Il y avait, évidemment, entre les médecins et les profanes, un malentendu. Il est tel état de l'esprit, comme l'hallucination, qui est parfaitement compatible avec l'exercice de la raison la plus droite. Souvent les hallucinés conversent avec de prétendues voix : tels, les entretiens du Tasse avec son lutin familier, les colloques mystérieux de Jeanne d'Arc, les discussions si ardentes de Luther avec le diable. Ces fausses perceptions sensorielles n'empêchent pas ceux qui les éprouvent de conserver, en dehors des accès, l'intégrité de leurs facultés intellectuelles. Sainte-Beuve a, selon nous, parlé à cet égard le langage scientifique : « ... Le seul fait d'avoir entendu des *voix* et de les entendre habituellement, de se figurer que les pensées nées du dedans et qui reviennent sous cette forme, sont des suggestions, extérieures ou supérieures, est un

(1) Article d'Eugène Pelletan, dans *la Presse*, du 21 décembre 1846.

fait désormais bien constaté dans la science, un fait très rare assurément, très exceptionnel, mais qui ne constitue nullement un miracle, et qui non plus ne constitue pas nécessairement la folie (1). »

Sans insister davantage sur ces polémiques d'un autre âge, retenons seulement qu'avant l'intervention de la médecine, on pensait que l'histoire du démon de Socrate n'était qu'une supercherie du philosophe, un artifice tout au moins, inventé par lui, pour accroître son prestige et son crédit. Les aliénistes sont venus, qui ont apporté une interprétation plus conforme à la vérité physiologique. Sans s'arrêter aux protestations dictées par une indignation de commande, plus que par le souci de préserver de toute souillure le renom universel de gloires incontestées, des savants, abordant un sujet des plus délicats, dont l'Histoire, la Philosophie et la Psychologie ordinaires avaient dédaigné de s'occuper, n'ont pas hésité à le discuter, dans l'unique dessein de rechercher et de servir la vérité, quelque désagrément que cette recherche dût leur procurer. Littré, rendant compte du livre de Lélut sur le *Démon de Socrate*, ne s'est pas mépris sur la portée de

____

(1) *Causeries du lundi*, t. II, 317.

ces recherches, alors dans leur nouveauté.
« Cette application de la médecine à l'Histoire,
disait-il, jette de la lumière sur beaucoup de
mobiles obscurs, qui ont poussé en divers sens
le genre humain (1). » Bien que Lélut n'ait pas
fait école, il doit être considéré comme le créateur de la psychologie morbide, appliquée à
l'Histoire. Il en a nettement formulé les règles,
dans un travail mémorable qu'on a trop oublié (2), et que nous tenons pour notre charte
constitutive. En voici les passages essentiels.

« Il est une espèce d'histoire, la plus intime
dans ses sources, la plus élevée dans ses résultats qui, loin de se borner à rassembler les
faits de la vie des peuples et à les enchaîner
dans leurs rapports extérieurs, recherche dans
les profondeurs de l'âme leurs plus secrètes
origines. Elle saisit à leur naissance, et dès les
temps les plus reculés, les instincts et la raison
de l'homme ; elle en suit le développement à
travers le cours des nations et le mélange des
races qui les constituent, *elle en signale, enfin,
les variations, les écarts, les folies...* Si, dans
l'accomplissement de cette tâche, la *psychologie de l'Histoire* porte naturellement ses re-

(1) *Le National,* 1ᵉʳ août 1836.
(2) Il a paru originairement dans la *Gazette médicale de
Paris,* nᵒ du 15 septembre 1838.

gards sur les masses, en interroge les mouvements, cherche à en pénétrer la pensée, elle ne donne pas une moindre attention à l'étude des hommes supérieurs qui les dominent et les conduisent. » Psychologie individuelle, psychologie collective sont ici indiquées, en termes des plus explicites.

Là où l'antiquité ne voyait que « des coupables, tourmentés par les Euménides », les savants modernes voient des malheureux, atteints pour la plupart de folie sensorielle ou de manie furieuse. Grâce à la prédominance graduelle de la raison sur l'instinct, qui a « marqué la fin des temps sauvages et la naissance des temps civilisés », l'homme ayant réfléchi, ayant raisonné, a donné une appréciation plus exacte des causes naturelles, substituées de plus en plus aux idées superstitieuses ; les inspirations d'un Svedenborg, les terreurs d'un Pascal, les défiances d'un Rousseau n'ont pu être véritablement comprises et expliquées que par une science de plus en plus éclairée. Celui qui émettait ces réflexions appelait de ses vœux un recueil de biographies psychologiques, pour lequel il proposait le titre de *Vies des hallucinés célèbres*. Ce souhait ne devait pas tarder à être réalisé.

En 1845, le docteur A. Brierre de Boismont

publiait la première édition de son ouvrage (1), qui fit tant de bruit, sur les *Hallucinations*. Bien que protestant contre cette théorie « affligeante », que les idées les plus sublimes, les plans les plus admirables, les entreprises les plus grandes, les actions les plus belles » auraient été méditées ou accomplies par des « fous hallucinés », il n'en reconnaissait pas moins la nécessité de l'alliance de la philosophie avec la médecine, surtout la médecine mentale ; et, quoique différant d'opinion avec lui sur bien des points, il considérait le docteur Lélut « comme le chef de l'école qui a proclamé l'avènement de la physiologie dans l'Histoire (2) ».

Leuret, dans ses *Fragments psychologiques*, L. F. Calmeil, en décrivant « les grandes épidémies de délire simple ou compliqué, qui ont atteint les populations d'autrefois (3) », ont suivi la voie ouverte par leur éminent devancier.

Le docteur Calmeil a passé plusieurs années à rechercher et à réunir tous les documents se rapportant à la folie, depuis les premiers siècles de l'ère chrétienne jusqu'à la Révolu-

(1) La troisième, entièrement refondue et considérablement augmentée, n'a paru qu'en 1862.

(2) *Op. cit.*, 3° édit., 475.

(3) *De la Folie considérée sous le point de vue pathologique, philosophique, historique et judiciaire*, 2 vol. in-8, 1845.

tion ; mais en présence de l'abondance des matériaux, force lui fut de se borner. Écartant à regret le moyen âge, il est entré de plain-pied dans l'étude de la Renaissance, où il devait rencontrer moins d'incertitudes. Il a soumis toutes ces pièces à une analyse minutieuse, et s'aidant du flambeau du présent pour éclairer le passé, il est parvenu à mettre au jour une œuvre, qui atteste à la fois son érudition, son sens critique et son sens clinique. Son ouvrage sur « la Folie au point de vue historique » parut avec cette épigraphe caractéristique : « Il est bon de dérouler les archives de la folie et de montrer à la raison ses écarts, pour lui apprendre à éviter le danger des écueils. » Selon l'expression de son plus récent biographe (1), « quatre siècles de notre histoire, et non des moindres au point de vue du développement humain, y sont présentés par un côté pénible et douloureux, négligé d'ordinaire par les historiens et qui mêle quelque ombre aux splendeurs de leurs récits ».

On a pu dire du livre fondamental de Calmeil, sur les psychoses religieuses du quinzième au dix-huitième siècle, qu'il a jeté plus de lumière sur l'état mental de certaines classes so-

(1) *Éloge de L.-F. Calmeil*, par le docteur ANT. RITTI ; Paris, 1897, 42.

ciales de ces époques, que les plus gros livres de nombreux historiens (1).

Le travail de Calmeil s'arrête au mesmérisme, c'est-à-dire à la veille de la Révolution française. Que d'aberrations, collectives ou particulières, allaient se manifester ! A part quelques monographies (2), qui sont loin, d'ailleurs, d'être dépourvues d'intérêt, le cataclysme social de 1789-1793 attend son historien médical, et nous reconnaissons que notre essai sur « la névrose révolutionnaire » (3) demanderait à être complété sur bien des points, mis en harmonie avec les données les plus récentes de la médecine et de l'histoire.

Baillarger (4), contemporain de Calmeil, et Alfred Maury ont professé, comme leur savant collègue, qu' « il faut tenir compte (de l'influence) du tempérament, de l'état maladif des individus sur la constitution des sociétés ». Suivant Maury, « les événements sont presque toujours accomplis par des volontés isolées et des

(1) *Traité international de psychologie pathologique*, t. III, chap. ii, 383.

(2) Entre autres, les thèses de doctorat en médecine du docteur ALFRED GUILLOIS, 1904, sur *Olympe de Gouges*; du docteur FEDERIGO G. MURGA, sur *Suzette Labrousse*, 1914 ; du docteur CHANTALA, sur *les Folies de la foule*, Toulouse, 1907, etc.

(3) *La Névrose révolutionnaire*, par les docteurs CABANÈS et L. NASS ; préface de Jules Claretie. Paris, 1906.

(4) *Mémoires de l'Académie royale de médecine*, t. XII, 273, 426 et s.

actes individuels, et par conséquent, les faits historiques peuvent souvent, par ce côté, retomber sous l'empire des lois physiologiques (1). »

En manière de préambule (2) à la thèse qu'il devait si éloquemment soutenir, Moreau (de Tours) affirme que « l'état de maladie peut seul donner la clef de plusieurs phénomènes de l'ordre moral, affectif et intellectuel ; que, seul, il nous en dévoile la véritable nature ». C'est parce qu'ils n'ont pu embrasser qu'une des faces de leur sujet, étrangers qu'ils étaient aux connaissances de psychologie morbide, que « les biographes des principaux illuminés se sont trouvés si embarrassés pour expliquer les prodigieux contrastes, l'inconcevable mélange de sublime et de grotesque, de lumière et d'obscurité..., le ton superbe et autocratique avec lequel les mystiques de toute secte parlent au monde..., tous les mystères de l'intelligence, en un mot, que la psychologie morbide a seule le pouvoir de pénétrer (3) ».

Qu'il étudie les fanatiques, plus ou moins

(1) ALFRED MAURY, De l'hallucination envisagée au point de vue philosophique et historique : *Annales médico-psychologiques*, t. V, 1845, 317 ; — De la folie, considérée sous le point de vue pathologique, philosophique, historique, etc. : *Annales médico-psychologiques*, t. VII, 1846, 110.

(2) Avant-propos de son ouvrage : *la Psychologie morbide dans ses rapports avec la philosophie de l'Histoire*. Paris, 1859.

(3) MOREAU DE TOURS, *op. cit.*, 410.

empreints de mysticisme, qui ont attenté à la
la vie des souverains ; des invertis, comme le
roi Henri III (1) ; des mystiques et débauchés
tout à la fois, comme l'empereur Héliogabale ;
des illuminés atteints de délire prophétique,
comme Mahomet (2), « l'homme de science est
porté instinctivement à se demander si ces phénomènes n'appartiennent pas tout simplement
à un ordre de faits encore peu connus et qui,
pour être extraordinaires, n'en sont pas moins
parfaitement naturels et conformes aux lois de
l'organisme vivant ».

C'est à Moreau, de Tours, qu'on doit la définition fameuse : *Le génie n'est qu'une névrose.*
En réalité, il n'a pas formulé son opinion sous
une forme aussi axiomatique. Témoin son texte :
« *Le génie*, c'est-à-dire la plus haute expression,
le *nec plus ultra* de l'activité intellectuelle (ne
serait-il) qu'une *névrose* ? Pourquoi non ? On
peut très bien, ce nous semble, accepter cette
définition, en n'attachant pas au mot *névrose* un
sens aussi absolu que lorsqu'il s'agit de moda-

(1) Cf. L. NASS, *les Névrosés de l'Histoire* : Henri III, roi in-
verti.

(2) Rapport fait au nom d'une commission et lu par
M. RENAULDIN à l'Académie royale de médecine, dans ses
séances des 3 et 17 mai 1842, sur un mémoire intitulé:
Mahomet considéré comme aliéné, par JEAN-JACQUES BEAUX, docteur en médecine. Paris, 1842.

lités différentes des organes nerveux, en en faisant simplement le synonyme d'exaltation (*nous ne dirons pas trouble, perturbation*) des facultés intellectuelles. Le mot *névrose* indiquerait alors une disposition particulière de ces facultés, disposition participant toujours de l'état physiologique, mais en dépassant déjà les limites et touchant à l'état opposé, ce qui d'ailleurs s'explique si bien par la nature morbide de son origine... En d'autres termes, le génie, comme toute disposition quelconque du dynamisme intellectuel, a nécessairement son *substratum* matériel ; ce *substratum*, c'est un état semi-morbide du cerveau, véritable *éréthisme nerveux* dont la source nous est désormais bien connue (1). » Lamartine a traduit la même idée sous une forme autrement séduisante : « Le génie porte en lui un principe de destruction, de mort, de *folie*, comme le fruit porte le ver. » Mais Pascal, avant tous, avait lui-même dit : « L'extrême esprit est voisin de l'extrême folie. »

A l'appui de sa démonstration, Moreau a cité un certain nombre de personnages appartenant à ce qu'il appelle l'aristocratie de l'intelligence, ou qui ont occupé le rang suprême, ou qui ont commandé aux masses, après s'être emparés du

(1) Moreau, 464-5.

pouvoir par des moyens ressemblant plus ou moins à une usurpation. Si, dans le nombre, il en est qui ont été marqués de tares névropathiques indéniables, tels que Charles-Quint, Pierre le Grand, Paul Ier, pour d'autres, le diagnostic est plus contestable.

Bien des erreurs ont été commises, bien des jugements téméraires ont été portés, soit parce qu'on a fait état de textes apocryphes, de témoignages d'une authenticité discutable, soit pour avoir obéi à un système préconçu, en vue d'une synthèse prématurée.

C'est qu'il n'importe pas tant d'avoir un document historique marqué d'une estampille officielle, que ce que nous appelons, en clinique, une observation bien prise. Un Saint-Simon, par exemple, en dépit de ses commérages et de ses ragots, pourra, grâce au don qu'il possède de pénétrer les âmes (1), et à celui non moins remarquable d'observation physiologique, d'analyse somatique, comme nous dirions aujourd'hui (2) ; grâce, pour tout dire, à son

______

(1) Taine en faisait sa lecture favorite. « La vie réelle, la vie brutale même, écrit M. ALBERT SOREL, l'attirait à titre d'expérience et de clinique sociale. Mais il n'aimait à l'étudier que dans Saint-Simon et dans Balzac... » *Nouveaux Essais d'histoire et de critique*, 1898, 126.

(2) L'observation médicale dans les *Mémoires de Saint-Simon*, par M. J. RIEUX : *Chronique médicale*, 1er et 15 décembre 1912.

intuition de *clinicien amateur*, un Saint-Simon a pu fournir aux médecins « de nombreuses observations d'ordre médical, touchant le régime de ses personnages, leur vie psychique, leurs maladies ou les circonstances de leur mort ». Les psychiâtres lui ont, d'ailleurs, rendu pleine justice (1) ; et il a été reconnu que, bien avant les savants, il avait su dépister et décrire tels symptômes qui avaient échappé à la sagacité des médecins ses contemporains (2).

Mais c'est surtout en matière de pathologie mentale que le génie intuitif de Saint-Simon s'est donné libre carrière. Un aliéniste des plus perspicaces, appliquant les règles de la psychiatrie moderne à l'interprétation des faits révélés par le mémorialiste, a pu jeter une lueur imprévue sur bien des actes, jusqu'alors mal compris, de personnages historiques. Il a montré de la sorte quels liens étroits rattachent la médecine mentale à la sociologie aussi bien qu'à l'histoire.

Nous n'avons pas à souligner une fois de plus l'importance des troubles de l'esprit et le rôle qu'ils ont joué et qu'ils jouent dans le

____

(1) Notamment, le docteur CULLERRE, *infrà cit.*

(2) A. GUINARD, L'engorgement ganglionnaire dans l'érésypèle, découvert par le mémorialiste Saint-Simon : *Chronique médicale*, 1ᵉʳ mars 1900, 129 et s.

déterminisme des événements humains ; les modifications et parfois les transformations qu'ils doivent au temps, aux mœurs, au: croyances et aux milieux ; mais il importe de noter qu'il est des sources d'information qui paraissent suspectes aux yeux des historiens et qui sont pour le médecin psychologue des plus précieuses. Elles ont permis de constater que, « dans ce milieu si spécial de la cour et des grands », les psychoses accidentelles, infectieuses ou toxiques, sont plus rares qu'on ne l'avait pensé ; la fréquence n'est pas plus grande des psychoses systématiques (1). Ce qui prédomine surtout, au grand siècle, ce sont les manifestations psychiques et nerveuses de la tare héréditaire. Et l'on aboutit toujours à la même conclusion, que la folie ne saurait disparaître, non plus que nombre d'autres affections, de la surface de la terre, pour cette raison que, « comme le phénix qui renaissait sans cesse de ses cendres, l'hérédité, cette cause des causes, revit indéfiniment à travers les générations des hommes (2) ».

La notion de l'hérédité psychopathique est

____

(1) Cf. Le monde de la Cour au temps de Louis XIV, par le docteur A. CULLERRE : *Chronique médicale*, 1ᵉʳ nov. et 1ᵉʳ déc. 1908, 415.

(2) CULLERRE, *loc. cit.*, 794.

une des plus riches acquisitions de la neuro-pathologie ; « elle a jeté une lumière éclatante sur l'origine et l'évolution des affections mentales, et les neurologues commencent à l'exploiter, pour l'étude des autres maladies du système nerveux (1) ». Seuls, les historiens paraissent encore en méconnaître la haute valeur. Les médecins ont heureusement suppléé à cette lacune.

Dès 1875, le docteur Wiedemeister, en Allemagne (2), étudiait les quatre Césars, Tibère, Caligula, Claude et Néron, sous le point de vue médico-psychologique ; mais, huit années auparavant, un archéologue français, et non des moindres (3), avait pressenti le profit que pourrait tirer la psychologie, de la connaissance de cet élément constitutif de la personnalité humaine qu'est l'hérédité psychopathique. « A proprement parler, disait-il aux auditeurs de son cours, nous ferons une étude d'histoire naturelle ; nous imiterons les savants auxquels on apporte un animal inconnu. Avant de le juger, ils l'observent, analysent ses formes,

____

(1) CULLERRE, *Traité de psychologie pathologique*, 456.

(2) Cité par RIBOT, *l'Hérédité psychologique*, note 1 de la p. 107.

(3) La jeunesse de Tibère, par M. BEULÉ : *Revue des cours littéraires de la France et de l'étranger*, 8 février 1868 ; cf. *Le Procès des Césars*, du même auteur, 4 volumes.

comparent ses éléments constitutifs et finissent par le disséquer ; de sorte qu'après l'avoir décomposé, ils peuvent en faire ressortir les caractères principaux et le classer. » Étudiant le César Tibère, le même historien voyait en son héros le type « de la dégénérescence d'une race » : Tibère, du côté paternel, comme du côté maternel, descendait de la *gens Claudia*. Il n'est pas douteux que le résultat de ces unions consanguines ne pouvait être, à échéance plus ou moins lointaine, que la dégénérescence.

Avec Néron finit la famille Julia-Claudia ; la tige ne porta plus de fruits, elle était flétrie. C'est que ses descendants avaient contracté de nombreux mariages : César s'était marié quatre fois ; Auguste, trois ; Tibère, deux ; Caligula, trois ; Néron, six fois. De nombreux enfants naquirent de ces mariages ; mais, par l'effet d'une consanguinité exagérée, ces enfants naissaient impropres, physiquement et moralement, à vivre ou à se perpétuer. Ils mouraient prématurément, grâce à leur faiblesse physique ou à leurs hostilités réciproques, ou de toute autre manière non naturelle : c'est ainsi que les Césars disparurent de la scène de l'histoire (1).

Ces conclusions ne diffèrent pas sensible-

______

(1) Wiedemester, d'après Ribot, *loc. cit.*

ment de celles que devait formuler le docteur Paul Jacoby, dans un livre qui a fait époque (1). Jacoby, tout en reconnaissant, lui aussi, la transmission héréditaire (2) des troubles nerveux, psychiques ou somatiques, faisait de la généalogie une auxiliaire de la pathologie, et mettait en outre en relief ce que certains historiens avaient entrevu, la sorte d'ivresse, de vertige qui s'empare de l'homme détenant la puissance suprême (3).

« Le pouvoir absolu, a dit l'un de ces historiens, est un principe de dissolution pour les sociétés, un principe de démoralisation pour les individus... Si vous rencontrez un homme bien doué par la nature, d'une intelligence étendue, ferme, cultivée, issu d'une grande race, admirablement constitué d'esprit et de corps... et si cet homme s'altère graduellement, s'affaisse, se transforme, au point de devenir un jour l'exécration de l'humanité », force sera bien de « convenir que les passions excitées par le contact du pouvoir absolu... le droit de tout oser, à condition de tout feindre... l'eni-

_____

(1) *Études sur la sélection dans ses rapports avec l'hérédité chez l'homme*, par le docteur PAUL JACOBY; Paris, 1881, 2ᵉ édition, 1904; avant-propos de GABRIEL TARDE.

(2) JACOBY, *op. cit.*, 104 et s.

(3) V. notamment, dans la première édition de son ouvrage, les pages 26, 33, 41 et suiv.

vrement de l'orgueil excité jusqu'au délire... que toutes ces alternatives énervent l'âme, la troublent, la rendent frénétique, si bien qu'elle n'est plus maîtresse d'elle-même, le jour où elle est appelée à gouverner le monde (1). »

L'histoire de l'Empire romain étant, pour une grande part, l'histoire d'une série d'autocrates, le bonheur ou le malheur du monde dépendant de leur état physique et mental, leur âme étant la mesure des destinées de l'univers, il faut sonder cette âme, pour bien comprendre les actes qui en sont les manifestations extérieures, non par les procédés de la psychologie usuelle, mais par ceux de la psycho-physiologie, qui envisage les perturbations de la santé et leur contre-coup sur les déterminations morales.

Le poëte l'a depuis longtemps indiqué :

Quidquid delirant reges, plectuntur Achivi.

« Étudier le règne de chaque tyran, c'est donc analyser sa folie ». S'il est vrai que les souverains, tout autant que les hommes placés les plus bas dans l'échelle sociale, sont soumis aux lois de la nature, il n'en est pas moins évident qu'un potentat, qui se considère comme investi d'un droit divin, que les artistes, les

(1) La jeunesse de Tibère : *Revue des cours littéraires, loc. cit.*

poètes, les courtisans ont revêtu des attributs de la divinité, arrive presque fatalement à une autolâtrie, une adoration de soi-même, à laquelle peu de cerveaux résistent. Pour un pareil être quelle sera la règle? ses désirs; quelle sera sa morale? ses caprices : comment n'en résulterait-il pas un véritable trouble fonctionnel, assimilable de tous points à une maladie mentale? Ces despotes, grisés par leur toute-puissance, sont comparables à ces alcooliques atteints de *delirium tremens* chronique, qui les amène à commettre toutes les atrocités, en même temps que toutes les folies (1).

Avec son extraordinaire faculté de *voyant*, Michelet avait devancé les psychiàtres. « Les débordements des empereurs romains, écrit-il, étaient inévitables, la puissance sans bornes donnée à des barbares devait produire des fous, des monstres gonflés d'orgueil jusqu'au vertige, jusqu'au crime. Ajoutez l'intempérance habituelle, l'ivresse du vin. C'est ainsi que la pourpre impériale fut trop souvent déshonorée (2). » Et, à un autre endroit, revenant sur la même idée : « La puissance sans bornes,

(1) La folie du pouvoir, par Émile Laurent : *l'Indépendance médicale*, 1898, 113 et s.
(2) Cité par E. Laurent.

le tourbillon de toutes les choses qui se passaient dans Rome sous ses yeux, la variété infinie et la facilité de changer incessamment son existence par des plaisirs nouveaux ; enfin, cette singulière position d'avoir l'univers à ses pieds, tout cela troubla le jeune esprit de Néron (1). » Victor Duruy (2) n'explique pas autrement Tibère : « La moitié du mal vint assurément de son caractère ; mais l'autre moitié vint de sa situation. »

Les considérations qui précèdent ne s'appliquent pas seulement à la famille d'Auguste et à sa descendance ; les mêmes conditions, exerçant les mêmes influences, produisent les mêmes effets ; l'on a pu, de la sorte, étudier différentes dynasties du monde moderne, et constater qu'elles aboutissent, par les voies de la dégénérescence, aux phrénopathies, à la stérilité et, finalement, à l'extinction de la race (3).

Comment pourrait-il en être autrement ? « Il

(1) E. Laurent, 337.
(2) *Histoire romaine*, p. 417 : Laurent, *loc. cit.*
(3) *Annales médico-psychologiques*, 1857, 5 et 26 mai : *La Folie de George III*; — 1879, t. I, 490 : État mental du sultan Mourad V ; — *Journal of mental science*, juillet 1879, 398 et s. (article de N. Ireland); — Jacoby, *op. cit.*, 1881 et 1904 ; — Dejerine, *l'Hérédité dans les maladies du système nerveux* ; Paris, 1886 ; — Ireland, *The Blot upon the Brain*; Edinburgh, 1893 ; — Docteur Maurice Beaujeu, *Psychologie des premiers Césars*, thèse de Lyon, 1893 ; — Aug. Bracaier, *Pathologie mentale des rois de France* (Mé-

serait étonnant que les souverains seuls ne connussent pas les plis que font au cerveau comme au corps les héritages professionnels accumulés (1). »

Il faut reconnaître, d'autre part, qu'il existe, incontestablement, un état d'âme princier, et l'expression « ce sont là jeux de prince » est loin d'être une locution dépourvue de sens. Mais ne devons-nous pas être portés à quelque indulgence pour les porte-sceptres, précisément en raison des plus grandes séductions qui les entourent et du pouvoir dont ils disposent, « sans obstacle et sans garde-fou (2) » ?

moire lu au Congrès des médecins aliénistes de France de 1894; Paris, 1895); — Docteur E. Dusolier, *Psychologie des derniers Valois*, thèse de Lyon, 1895 ; — Ottokar Lorenz, *Handbuch der gesammt en wissenschaftlichen genealogie*, 1898 ; — Kekule von Stradonitz, Untersuchung von Vererbungsfragen die degeneration der Spanischen Habsburger, *Arch. f. Psychiâtrie*, 1902, 737 ; — Docteur V. Galippe, *l'Hérédité des stigmates de dégénérescence et les familles souveraines*; Paris, 1905; — Docteur Frederick Adams Woods, *Mental and moral Heredity in Royalty*, a statistical study in history and psychology; New-York, 1906; — Docteur J. Saltel, *la Folie du roi Charles VI*, thèse de Toulouse, 1907; — Docteur Joseph Dufaur, *la Névrose de Louis XI*; thèse de Toulouse, 1907; — Docteur Osw. Rubbrecht, *l'Origine du type familial de la maison de Habsbourg*; Bruxelles, 1910; — Docteur Ern. Dupré, la Folie de Charles VI, roi de France; *Revue des Deux Mondes*, 15 décembre 1910; — Docteur A. Bosc, *les Signes de dégénérescence chez les Hommes illustres de Plutarque*, thèse de Toulouse, s. d.

(1) *Aperçus de médecine sociale*, par le professeur Landouzy.

(2) Paul de Saint-Victor, *Hommes et Dieux* ; Paris, 1872, 80.

Que ceux qui s'érigent en censeurs nous donnent la certitude qu'ils n'auraient pas failli, là où les autres sont tombés (1) !

Il nous revient, à ce propos, en mémoire, ces lignes du professeur Lacassagne : « A connaître tous ces dessous de la royauté, on se sent, malgré soi, pris de pitié pour ces guenilles empourprées, que secoue sans trêve et à toute génération le bras impitoyable de la Némésis antique. Des meurtriers, des victimes encore plus nombreuses : *rien que des malheureux!* Il faut descendre des Atrides pour appartenir à une famille régnante (2). » Les souverains ne se présentent plus à nous le front ceint de la couronne, le manteau royal flottant sur les épaules ; les monarques deviennent « sujets ». Ils sont nos justiciables, ce sont des *patients*.

Mais ce n'est point au lit du malade que nous pratiquons nos examens ; on nous a nommés les *médecins des morts*. Ce n'est plus de la clinique ; c'est, en effet, de l'anatomie pathologique.

Nous ne fouillons pas seulement les viscères, nous disséquons les cerveaux. Nos opérations ont un autre but que de porter un diagnostic rétrospectif, elles visent à éclairer la psycholo-

(1) H. Duclos, *Mlle de la Vallière et Marie-Thérèse d'Autriche, femme de Louis XIV*, t. II, 278.
(2) *Les Morts mystérieuses de l'Histoire*, t. I, Préface.

gie par la physiologie et par la pathologie. En reconstituant, à l'aide de documents épars, l'observation de nos malades, j'allais dire de nos clients, nous suivons pas à pas leur évolution morbide et, parallèlement, leur évolution psychique. C'est en nous inspirant de ces données, que nous avons entrepris l'œuvre qui se poursuit sans interruption depuis plus de trente années.

Que nous étudiions une dynastie, comme les Hohenzollern (1), les Romanov, les Witelsbach (2) ; ou un phénomène de vésanie collective (3) ; ou des personnages isolés (4), nous suivons la même méthode, nous appliquons les mêmes procédés d'analyse.

Parfois, l'histoire de la médecine et la médecine historique fusionnent et se prêtent un mutuel appui. En évoquant les médications de nos pères (5), surtout en nous efforçant de reconstituer les annales de l'empoisonnement, nous avons voulu faire œuvre sociale, en même temps que scientifique : le poison n'at-il pas interrompu le cours normal de certaines dynasties et souvent précipité du trône ceux-

(1) *Folie d'Empereur.*
(2) *Fous couronnés.*
(3) *La Névrose révolutionnaire.*
(4) *Marat inconnu, Balzac ignoré, Cabinet secret de l'Histoire, Indiscrétions de l'Histoire, Légendes et curiosités de l'Histoire.*
(5) *Remèdes d'autrefois ; Remèdes de bonne femme.*

là mêmes qui n'en avaient gravi les degrés
qu'à la faveur du crime? La toxicologie historique n'est-elle pas, de ce fait, un chapitre
d'histoire générale? Ces études nous ont permis de constater que la réalité n'est pas toujours aussi dramatique que l'ont imaginée les
romanciers, qui ont tendance à nous présenter
l'humanité plus mauvaise encore qu'elle n'est.
En détruisant nombre de légendes d'empoisonnement, créées et propagées autour de certains
personnages historiques, nous avons conscience
d'avoir servi la justice et la vérité intégrales.

Il a été observé que chaque épidémie d'empoisonnement est en rapport direct avec une
épidémie de sorcellerie : nous avons cherché à
établir les liens qui unissent les poisons aux
sortilèges (1).

En appeler du jugement des contemporains
à la critique moderne ; instruire aux fins de
revision maints procès dont on avait cru définitive la solution ; chercher, pour tout dire, à
voir plus clair dans le passé avec les lumières
du présent, telle a été notre pensée constante.

L'Histoire n'est qu'un perpétuel recommen-
cement, la nature humaine ne change pas, les
hommes obéissent toujours aux mêmes mo-

____

(1) *Poisons et sortilèges*, par les docteurs CABANÈS et L. NASS.

biles, sont les jouets des mêmes influences ; mais les contemporains portent sur les personnalités éminentes des jugements que la postérité ne ratifie pas toujours. La connaissance de l'hérédité et du milieu, celle de l'influence du physique sur le moral, nous aident puissamment à la compréhension de la psychologie des événements et des hommes.

Est-ce à dire qu'il faille toujours attribuer les actes de ces derniers à nous ne savons quelle fatalité, quel énigmatique hasard ? « Pour l'immense majorité des hommes, la Providence est un dogme, le hasard un mot, le déterminisme une théorie. Les croyants laissent au clergé le soin de commenter le dogme ; les adeptes laissent aux savants le soin de prouver la théorie. Tous se réclament du hasard, qui est la chose de tout le monde, l'expédient universel des esprits à court et des spéculations aux abois, qui sert à tous, parce qu'il ne signifie rien, et ouvre la porte à toutes les illusions, parce qu'il l'ouvre sur un tiroir à facettes, où chacun voit se refléter à l'infini ses propres désirs... Le hasard n'est, pour ceux qui n'y croient pas, que l'inexpliqué, et pour ceux qui y croient que l'inintelligible (1). »

(1) ALBERT SOREL, Fatalisme et liberté : *Nouveaux Essais d'histoire et de critique*, 21.

Si nous faisons au déterminisme sa part, nous entendons bien qu'elle ne soit pas exclusive de celle du libre arbitre. Napoléon Ier a pu être affligé d'une incommodité gênante le jour de Waterloo (1), Napoléon III éprouver de violentes douleurs vésicales à Sedan (2) : on ne saurait, pour cela, dire que le sort du monde se soit trouvé lié à ces incidents morbides. Nous avons pareillement montré que ce n'est point uniquement aux fluctuations de la santé qu'il faut attribuer l'humeur atrabilaire, la tyrannie inquiète d'un Louis XI ou d'un Calvin (3); leur mal fut la rançon de leur génie, un obstacle au développement de celui-ci et non sa cause. L'activité mentale et les tares névropathiques ont coexisté chez J.-J. Rousseau (4), comme chez Napoléon (5).

(1) *Indiscrétions de l'Histoire*, t. VI.

(2) *Id.*, t. II.

(3) Nous avons étudié (*Indiscrétions de l'Histoire*, t. III) la maladie de Calvin. La question a été reprise, après nous, par MM. PONCET et LERICHE en 1908. Un de leurs élèves, le docteur HENRI MANGENOT, a recherché « quelle était la maladie du conventionnel Couthon » (thèse de Lyon, 1905), dont, avec le professeur Brissaud, nous avions antérieurement établi le diagnostic (*Cabinet secret de l'Histoire*, t. III).

(4) *Cabinet secret de l'Histoire*, t. III; cf. l'étude si remarquable du professeur Régis (*Chronique médicale*, 1900), sur la maladie du philosophe.

(5) Napoléon était-il épileptique? (*Indiscrétions de l'Histoire*, t. III.)

Par contre, s'explique une vie pleine d'incertitudes et de contradictions, comme le fut celle de Charles-Quint, par cet état de dépression mélancolique, de lypémanie, qui le fit s'enfermer au monastère d'Yuste et finir sa vie en reclus (1). Cette lumineuse intelligence, en proie à une infinie détresse morale, ne relève pas d'une autre juridiction que celle du neuropathologue. Justiciables du même juge, et Christine de Suède, cette hystérique couronnée (2) ; et Gilles de Rais (3), le légendaire Barbe-Bleue, type du perverti sadique ; et la reine Isabeau, l'épouse félonne d'un royal maniaque, elle-même polyphobique (4). Nous en passons, et de pires.

On nous a reproché parfois de rabaisser les grands hommes à notre niveau, en mettant à nu leur intimité, en étalant leurs misères physiques ou leurs faiblesses, oubliant qu'ils ne sauraient être considérés comme des demi-dieux égarés parmi les mortels, mais comme des êtres pétris du même limon que nous. Nous jugeons avec d'autant plus d'in-

(1) *Charles-Quint devant la psychologie morbide : Indiscrétions de l'Histoire*, t. V.

(2) *Indiscrétions de l'Histoire*, t. III ; cf. *Légendes et curiosités de l'Histoire*, t. IV.

(3) *Légendes et curiosités de l'Histoire*, t. I.

(4) *Légendes et curiosités de l'Histoire*, t. III.

dulgence leurs défaillances, que nous les ramenons à la commune mesure de l'humanité. Non, ce n'est pas pour satisfaire cette passion de dénigrement qui fait « déprécier toutes les valeurs d'énergie, chercher dans le beau corps humain le chancre secret, dans l'esprit la tare héréditaire, et y rapporter l'origine des actes et des sentiments (1) »; ce n'est pas, avons-nous à nous en défendre, à ce sentiment d'égalité, basse et envieuse, qu'on a tout droit de blâmer chez ceux qui le manifestent, que nous avons obéi. Un tout autre mobile nous a guidé. Obligés de reconnaître que les êtres qui forcent ici-bas notre admiration ont parfois d'infimes ridicules, nous nous sentons moins humiliés de ne pouvoir compenser notre infériorité par quelques étincelles de ce feu divin que déroba Prométhée.

De même qu'il faut savoir distinguer, dans une peinture, le spectacle du premier plan et celui que l'artiste a relégué à l'arrière, discerner l'importance relative de chacun d'eux ; de même convient-il de ne pas négliger, en histoire, les menus faits ou d'apparence secondaire, qui servent à faire mieux comprendre le fait important et lui donnent tout son relief.

(1) Les Après-midi au Palatin, par A. T'SERSTEVENS : *Revue hebdomadaire*, 27 septembre 1919, 487 et 488.

« La vie a une condition souveraine et bien exigeante, elle n'est véritablement la vie qu'autant qu'elle est complète. Ses organes sont tous solidaires et ils n'agissent que d'ensemble. Nos fonctions se lient, se superposent l'une l'autre. Qu'une seule manque, et rien ne vit plus... Tout influe sur tout... Pour retrouver la vie historique, il faudrait patiemment la suivre en toutes ses voies, toutes ses formes, tous ses éléments (1). » On ne doit pas se contenter de l'histoire politique, de l'histoire-batailles (2), celle de la religion, des institutions, des mœurs d'un pays n'est pas moins importante à connaître.

L'Histoire est la « science des sociétés humaines (3) » ; « la résurrection de la vie intégrale (4) ». « Une nation est un être complexe, dont il faut retrouver tous les éléments d'action (5). » C'est pourquoi il n'est pas sans utilité

(1) MICHELET, *Histoire de France* (Extrait des historiens français du dix-neuvième siècle, par C. JULLIAN ; Paris, 1906, 314).

(2) Voltaire s'est élevé, un des premiers, contre cette manière de comprendre l'histoire (cf. ses *Nouvelles Considérations sur l'Histoire*). Il est revenu, à maintes reprises, sur ce sujet, tant dans son *Essai sur les mœurs*, que dans sa *Correspondance* (lettre à Thiriot, 15 juillet 1735 ; lettre à d'Argental, 26 janvier 1749), et dans son *Dictionnaire philosophique* (art. HISTOIRE, section IV : *de la Méthode*), etc.

(3) FUSTEL DE COULANGES, *l'Alleu*, p. 4 (C. JULLIAN, CXXVIII).

(4) MICHELET, in JULLIAN, 314.

(5) C. JULLIAN, *loc. cit.*

de s'enquérir des mœurs du passé, de ce passé qui ne meurt jamais en nous (1) ; mais à la condition de se faire le contemporain des hommes dont on fait l'histoire, de « voir les faits comme les contemporains les ont vus, non pas comme l'esprit moderne les imagine (2). Ne nous hâtons pas de crier à l'invraisemblance, si nous rencontrons dans l'histoire une pratique singulière ou une institution anormale, cela prouve tout au plus que les idées des anciens différaient de celles des modernes sur ces divers points.

Tels actes qui nous sont devenus coutumiers étaient événements chez nos ancêtres ; telles coutumes ont cessé d'être les nôtres, qui avaient autrefois leur signification ; telles modes se sont transformées qui, au moment où elles ont apparu, étaient le reflet des mœurs ; tels usages nous semblent archaïques, qui paraissaient naturels aux contemporains. On pressent l'intérêt que peut trouver le moraliste à ces rapprochements (3).

(1) « Le passé ne meurt jamais complétement pour l'homme. L'homme peut bien l'oublier, mais il le garde toujours en lui, car tel qu'il est à chaque époque, il est le produit et le résumé de toutes les époques antérieures. » FUSTEL DE COULANGES, *Cité antique.*

(2) *Id.*, 661 ; C. JULLIAN, CXXVI.

(3) C'est ce que nous nous sommes efforcé d'exposer dans nos *Mœurs intimes du passé* ; cette série, qui comprend actuellement six volumes, sera poursuivie.

A l'esprit de qui, par exemple, viendra-t-il aujourd'hui d'instruire des procédures contre des animaux ? Qui oserait les rendre responsables des dommages qu'ils causent ? A une époque où la doctrine de la responsabilité absolue est si fortement battue en brèche, cette idée de faire « comparoir » les animaux semblerait simplement bouffonne. Et cependant, il n'y a pas cinq siècles, on condamnait à mort des bœufs, des chevaux ou des truies, on fouettait les insectes dévastateurs des récoltes (1) ; et on ne songeait pas à railler la juridiction qui connaissait de ces délits, entourée de l'éclat dont s'est, en tout temps, parée la justice. Ces pratiques s'expliquent, après tout, parce que nos pères croyaient à la perfectibilité des animaux, à leur moralité ; et en soumettant à la même justice — la justice divine — les animaux et les hommes, ce n'étaient point ceux-ci qui étaient diminués, mais ceux-là qui étaient grandis. Et cette explication semble justifiée par le fait, que les animaux n'étaient poursuivis et condamnés que pour les violences commises contre les hommes (2). Tout l'appareil judi-

(1) Cf. *Les Indiscrétions de l'Histoire*, t. V.
(2) La Leçon de l'Histoire, par le docteur ANDRÉ LOMBARD : *Journal de médecine interne*, 10 novembre 1908.

ciaire déployé dans ces circonstances ne pouvait être que symbolique, mais il témoignait qu'un cérémonial imposant était nécessaire pour la manifestation de la justice, et que les formes prescrites par la loi étaient pour chacun une garantie d'impartialité.

On a tôt fait de vanter la supériorité du présent ; au risque de passer pour un prôneur du temps passé (1), force nous est de reconnaître que certaines institutions de ce passé tant décrié avaient du bon.

Certains rois, en quête de mariage, paraissent avoir été, autant que nos hygiénistes, et plus que les pères de famille de nos classes moyennes, soucieux de l'état de santé de celle qu'ils désiraient s'attacher comme épouse : c'est ainsi que le roi d'Angleterre, Henri VII, envoya, après la mort de sa première femme, à Naples, une mission, comme nous dirions aujourd'hui, chargée de le renseigner sur la princesse qu'on lui destinait. L'enquête fut poussée très à fond et il est à croire que les renseignements recueillis n'étaient pas de nature à satisfaire le roi, puisque celui-ci resta veuf. Ces enquêtes

(1) « Les vrais hommes de progrès, a écrit Renan, sont ceux qui ont pour point de départ un respect profond du passé. Tout ce que nous faisons, tout ce que nous sommes, est l'aboutissement d'un travail séculaire. » *Souvenirs d'enfance et de jeunesse*, XXII, XXIII.

matrimoniales ont longtemps persisté, puis qu'elles étaient encore en vigueur sous Louis XV (1), et jusque sous Napoléon (2).

Signalons encore cette pratique, tombée en désuétude, de l'autopsie des monarques ou des chefs d'État ; n'était-il pas d'une sage prudence, de rechercher la nature du mal auquel avaient succombé ceux qui présidaient aux destinées d'une nation, afin d'en préserver leur descendance ? Ce protocole est aujourd'hui désuet ; nous avons lieu de le regretter.

Ceux qui cherchent à avoir de l'Histoire, telle que nous la concevons, une vision cinématographique, n'ont pas de peine à constater qu'elle se compose à la fois de tableaux ou plus exactement de fresques, et de miniatures, qui font mieux ressortir la peinture brossée à larges traits. On a, de parti pris, voulu ne voir que les détails, méconnaissant l'idée directrice à laquelle nous avons obéi. On nous a fait grief d'avoir allié l'authenticité au pittoresque, n'osant aller jusqu'à prétendre que nous avions sacrifié l'une à l'autre. « Notre public est trop difficile, disait déjà Renan il y

(1) *Cabinet secret de l'Histoire*, t. II.
(2) Voir les ouvrages de Frédéric Masson, Albert Vandal, etc.

a plus d'un demi-siècle (1), il exige de l'intérêt et même de l'amusement là où l'instruction devrait suffire ; et de fait, jusqu'à ce qu'on ait conçu le but élevé et philosophique de la Science, tant qu'on n'y verra qu'une curiosité comme une autre, on devra la trouver ennuyeuse et lui faire un reproche de l'ennui qu'elle peut causer. *Jeu pour jeu, pourquoi prendre le moins attrayant ?* »

Amuser le lecteur, voilà déjà une chose grave ! s'écriait un Prudhomme de la littérature, à l'apparition des premiers ouvrages historiques des frères de Goncourt (2), qui ont osé introduire l'anecdote dans la « boutique à un sou de l'histoire » ; tel autre se plaint que le siècle ait commencé en historien et fini en notaire (3). Nous sommes, quant à nous, de l'avis de Mérimée (4), qui disait : « Je n'aime dans l'histoire que les anecdotes et, parmi les anecdotes, je préfère celles où j'imagine trouver une peinture vraie des mœurs et des caractères à une époque donnée. »

(1) *L'Avenir de la science*, 117.

(2) « Il importe... d'assurer la solidité de notre esprit, en le mettant en garde contre le pittoresque amusant », écrit un critique chatouilleux, qui s'élève contre ce qu'il appelle « le fétichisme du fait ». *Pages libres*, 25 janvier 1910.

(3) Saint-Marc Girardin, *J.-J. Rousseau, sa vie et ses ouvrages* ; Introduction, xxxi.

(4) Préface de la *Chronique du règne de Charles IX*.

Voltaire ne dédaignait pas, lui non plus, les anecdotes : « Les anecdotes, écrit-il, sont un champ où l'on glane après la vaste moisson de l'histoire : ce sont de petits détails longtemps cachés, et de là vient le nom d'anecdotes ; ils intéressent le public, quand ils concernent des personnages illustres (1). »

L'histoire doit-elle être forcément ennuyeuse? C'est peut-être l'opinion des historiens moroses et ils ont vraiment des raisons trop intéressées à la faire partager. On reprochait un jour à Fontenelle (2) de prendre, dans ses Éloges, « un ton trop galant, trop enjoué » ; il répondit avec son esprit coutumier : « Puisque le monde veut être ennuyé, je l'ennuierai tout aussi bien qu'un autre (3). »

Guizot, qui était pourtant d'humeur grave, n'a-t-il pas écrit : « On veut des romans, que ne regarde-t-on de près à l'histoire ! Là aussi, on trouverait la vie intime, avec ses scènes les plus variées et les plus dramatiques, le cœur humain avec ses passions les plus vives comme les plus douces, et, de plus, un charme dominerait, le charme de la réa-

(1) *Siècle de Louis XIV*, chap. xxv.

(2) « Il n'y a rien, jusqu'à la vérité même, à qui un peu d'agrément ne soit nécessaire. » FONTENELLE.

(3) Lettre à la marquise de Lambert, 4 décembre 1708 (Catalogue Vve Charavay).

lité... » Mémoires, correspondances, papiers de famille sont proscrits par les pontifes de l'histoire officielle (1), parce qu'à leurs yeux est suspect tout ce qui n'est pas consigné dans un procès-verbal. Le résultat, c'est que l'histoire, ainsi comprise, devient aussi froide que les procès-verbaux auxquels les historiens de cette école entendent nous renvoyer. Les mémoires, cependant, quoi de plus spontané, de moins apprêté, à condition de les contrôler, de les confronter avec d'autres témoignages ; et quelle source précieuse d'informations ! Sans doute, l'intention du mémorialiste est d' « induire le lecteur en curiosité, de prendre le lecteur par le divertissement (2) ». Il en est, parmi ces mémoires, de véridiques, d'autres qui le sont moins ; il n'en est pas d'inutiles, surtout pour le médecin historien. Raspail, qui eut un moment la velléité de poursuivre la solution de certains problèmes historiques, en s'appuyant sur la science, ne dissimule pas qu'il les recueillait avec soin, qu'il y retrouvait « le plus grand accord entre les faits matériels et leur physiologie ». C'est dans les mémoires, con-

(1) Pas tous cependant : cf. ALBERT SOREL, *Nouveaux Essais d'histoire et de critique*, 7 et suiv.

(2) ALBERT SOREL, Histoire et Mémoires : *Minerva*, 15 janvier 1903 ; du même, *Nouveaux Essais d'Histoire et de Critique, loc. cit.*

fesse-t-il, « que l'étude médicale déterre ses plus précieux renseignements et comme tout autant de témoignages de gardes-malades, à qui rien n'échappe de tout ce qui échappe au médecin officiel (1) ».

Un confrère (2) qui s'est occupé incidemment de pathologie historique, a insisté sur les services qu'ont rendus aux observateurs physiologistes « ces historiens familiers qui ont écouté aux portes », comme Suétone, le maître de cette école d'annalistes indiscrets. « Une confidence de Suétone vaut incomparablement mieux qu'un réquisitoire de Tacite », parce que celui-ci ne s'abaisse pas à ces détails indignes de retenir son attention, et qui cependant peignent mieux les hommes que toutes les réflexions et toutes les gloses. « Tacite se plaît à nous représenter le monstre, l'être féroce et inhumain, et il ne nous dit rien de l'épileptique, de l'halluciné, du mélancolique, du maniaque... Juvénal avait plus d'égard au tempérament, de même que Sénèque et Pétrone... Pline, en maints passages de son *Histoire naturelle*, n'a point oublié les par-

____

(1) Raspail, Constitution valétudinaire et mort de Louis XIII, avant-propos de critique générale : *Revue complémentaire des sciences appliquées*, 2ᵉ volume, 1855-6.

(2) Docteur Guardia, *la Médecine à travers les siècles;* Paris, 1865.

ticularités de nature et de tempérament, les conditions physiologiques, les circonstances pathologiques de ces empereurs dont la sottise humaine faisait des dieux (1). »

On voit, par ces quelques exemples tirés de l'histoire ancienne, combien peut tirer profit de la lecture des écrits de ces historiens, relégués dédaigneusement au second rang, celui qui veut recueillir des détails précis sur la manière d'être, de sentir, de vivre en un mot, sur les variations de santé, les modalités du tempérament d'un personnage dont il veut établir l'observation physiologique. A cette histoire intime et confidentielle est infiniment redevable le médecin psychologue (2).

Il serait, toutefois, injuste de prétendre que le côté anecdotique et piquant est celui qui prime tout ; que le déshabillage importe plus que l'auscultation ; que le spéculum sert plus que le scalpel (3). Ceux-là seuls l'assurent, qui

(1) J.-M. Guardia, *op. cit.*, 308 et suiv.

(2) « L'histoire publique n'a plus qu'à s'accommoder comme elle peut de cette histoire secrète qui la côtoie. » Ste-Beuve, *Nouveaux Lundis*, t. IX, 3.

(3) « Le je ne sais quoi que fait ce siècle-ci avec des ruines, et qui sera demain, est bien annoncé par *la nouvelle histoire*. Plus de couronne de lauriers, plus de manteau royal, plus de perruque, plus même de chemise : rois et reines passent au conseil de révision. Le spéculum de la Clinique a remplacé le burin de la Muse. L'histoire, la

ne se consolent point du succès qu'ont obtenu ces travaux, lesquels ne présentent, à les entendre, au point de vue scientifique, ni garantie, ni intérêt. Tout au plus concèdent-ils que ce sont « des recherches d'histoire accomplies par des médecins », et ils se demandent si ces derniers, « à qui reviennent en droit ces études », — ils le reconnaissent, — sont, « par leur préparation, très compétents en cette matière, et si la critique historique a laissé dévoiler devant eux tous ses secrets (1) ».

Nous nous sommes assez longuement, et à plusieurs reprises, expliqué sur ce point, pour ne pas nous attarder à répondre à cette objection. Pour ces sortes de travaux, nous l'avons expressément déclaré (2), il est de toute nécessité que le clinicien soit doublé d'un historien, et comme cette alliance ne se rencontre qu'exceptionnellement, nous avions pensé qu'en abouchant ensemble historiens et médecins, la pathologie historique ne pourrait que tirer bé-

grande Histoire, c'est aujourd'hui le *Médecin des urines* du peintre hollandais. » *Idées et sensations*, par EDMOND et JULES DE GONCOURT, 59.

(1) H. PIÉRON, *Revue scientifique*, t. V, n° 16 (analyse de l'ouvrage du docteur NAEGELI AKERBLOM, 1905, et intitulé : *Quelques résultats de l'examen des preuves historiques employées par les auteurs traitant de l'hérédité.*

(2) *Société médico-historique :* assemblée constitutive, allocution du docteur CABANÈS : *Chronique médicale*, 15 mars 1908.

néfice de cette communion intime d'esprits ayant reçu une discipline différente, bien qu'à certains égards analogue. Grâce à cette entr'aide, il nous paraissait que bien des malentendus pouvaient être dissipés, bien des erreurs évitées, pour le plus grand profit de la Science et de l'Histoire.

Il est, nous devons le dire, des historiens qui reconnaissent l'utilité de ces études, qui sont heureux d'avoir l'opinion autorisée des spécialistes, sur les points techniques controversés (1), qui rendent hommage à nos efforts (2), trouvent notre « entreprise utile au développement de la science historique » : ceux-là appartiennent à la catégorie de ceux qui veulent « savoir le vrai à tout prix et sans réticence (3) ». Mais combien restent réfractaires à ces nouveautés, dont ils ne seraient pas loin de blâmer la hardiesse !

En attendant qu'ils viennent à un rapprochement qu'entrevoient tous les esprits clairvoyants, expliquons-nous sur un autre point : celui d'avoir, jusqu'ici, sacrifié plus à l'analyse qu'à la synthèse ; de nous être trop attaché au classe-

(1) Lettre de M. L.-G. Pélissier, de son vivant professeur à la Faculté de Montpellier.
(2) Lettre de M. Lacour-Gayet, professeur d'histoire, membre de l'Institut.
(3) Lettre de M. Albert Milhaud, agrégé et professeur d'histoire.

ment et à la critique des documents, qui est cependant comme une « synthèse érudite (1), » travail préliminaire indispensable, qui précède et prépare l'autre, lequel est, proprement, la synthèse philosophique. Les historiens eux-mêmes ne dissimulent pas les difficultés de l'entreprise. « La synthèse historique, disent-ils, c'est-à-dire la relation entre les faits et les causes, serait scientifiquement justifiée. Le difficile sera de la constituer scientifiquement... La Science est perpétuellement en train de se faire. Ce n'est pas en cela qu'elle diffère de l'Histoire (2). » A dire vrai, l'analyse est la condition nécessaire de la synthèse. « La Science parfaite n'est possible qu'à la condition de s'appuyer préalablement sur l'analyse et la vue distincte des parties (3). »

Comme Renan (4), Fustel de Coulanges était loin de bannir les idées générales, mais il n'admettait « une heure de synthèse qu'après des années d'analyse (5) ». L'auteur des *Origi-*

(1) Cf. *La Synthèse en histoire*, essai critique et théorique, par HENRI BERR ; Paris, 1912.

(2) H. BERR, *loc. cit.*

(3) ERN. RENAN, *l'Avenir de la Science*, 308.

(4) « Quand la dissection aura été poussée jusque dans ses dernières limites, disait encore Renan, alors on commencera le mouvement de comparaison et de recomposition. » ID., *Ibid.*, 158.

(5) Cité par G. PÉLISSIER, *le Réalisme du romantisme*, 250 :

nes du Christianisme s'est complu à revenir sur cette théorie qui lui était chère : « les spécialités, déclarait-il, n'ont de sens qu'en vue des généralités ; mais... les généralités, à leur tour, ne sont possibles que par les spécialités (1). »

Il ne faut pas tenir aux détails pour eux-mêmes, mais en vue de généralisations futures.

Et maintenant, conclurons-nous ? Au résumé, doit-on conclure ? Car le reproche aussi nous a été adressé, de ne jamais conclure ! « Le docteur Cabanès, écrivait naguère un pénétrant critique, se distingue de ses confrères : esprit positif et qui s'efforce de demeurer méthodique, méthodiquement positiviste, il nous propose plus de rébus qu'il n'en résout — et c'est de quoi je prétends que l'on doit le féliciter — mais enfin il en résout quelques-uns ; il ne nous dévoile une partie du mystère que pour nous contraindre plus sûrement à frémir devant l'immensité de l'inconnu (2). »

Notre réserve prudente peut, en effet, passer, aux yeux des profanes, qui ne savent pas se

cf. Augustin Thierry, 99 ; Michelet, 314 ; et Fustel de Coulanges, 62, de l'ouvrage de C. Jullian, *Extraits des Historiens français.*

(1) Renan, *op. cit.*, 229.

(2) Chronique de M. Lucien Maury, *Revue bleue*, 4ᵉ trim. 1906, 767.

défendre d'un « léger frisson... devant les gestes et les curiosités de l'art », notre réserve a été souvent prise pour de la timidité de jugement. D'aucuns ont mis nos perplexités, nos hésitations, sur le compte d'une science imparfaite, qui tâtonne, et dont les affirmations, quand elle pousse la témérité jusqu'à se prononcer *ex professo*, paraissent « plus hardies que les plus audacieuses hypothèses ». Pourquoi ne pas voir là, tout simplement, une attestation de bonne foi, la décision bien arrêtée de ne rien avancer que le certain, du moins ce qui est tenu pour vrai dans l'état actuel des doctrines scientifiques ; un scrupule de sincérité, pour tout dire ?

« Ce qui a distingué surtout cette intervention médicale dans le domaine de l'Histoire, prononce très judicieusement le professeur Lacassagne, c'est une prudence excessive, une méthode sévère, n'avançant une théorie que basée sur un fait indiscutable, ne cherchant pas la vérité absolue, mais un relatif suffisant pour permettre d'expliquer ou d'entrevoir. Ces médecins se sont conduits comme les experts devant la justice : ils ont rapporté en leur honneur et conscience (1). »

Chercher, chercher toujours, c'est le propre

____

(1) Préface des *Morts mystérieuses de l'Histoire*.

de l'homme de science, comme de l'historien. « Il cherchera la vérité et ne croira jamais l'avoir atteinte. *Quæro* doit être la devise de sa vie (1). » « Ceux qui croient tout savoir sont bien heureux, écrivait Fustel de Coulanges ; ils n'ont pas le tourment du chercheur. Les demi-vérités les contentent ; au besoin, les phrases vagues les satisfont... Ils sont sûrs d'eux-mêmes ; ils marchent la tête haute ; ils sont des maîtres et ils sont des juges. » Dans une note inédite, le grand historien se définissait : « Un esprit qui interroge, qui scrute, qui peine et qui souffre. » Et il n'entendait point prôner « cette sorte d'indifférence ou d'indécision malsaine, qui fait qu'on restera toujours dans l'incertitude », mais bien le doute provisoire qu'enseignait Descartes. « Rien, écrivait Fustel, n'est plus contraire à l'esprit scientifique que de croire trop vite aux affirmations, même quand ces affirmations sont en vogue. Il faut en histoire, comme en philosophie, un doute méthodique. Le véritable érudit, comme le philosophe, commence par être un douteur (2). »

Qui donc a dit que le doute est frère de la curiosité et qu'un certain scepticisme est le

____

(1) C. JULLIAN, CXXVIII.

(2) L'œuvre historique de Fustel de Coulanges, par PAUL GUIRAUD : *Revue des Deux Mondes*, 1ᵉʳ mars 1896.

moteur interne de la science ? « Il n'y a rien de plus scientifique que de savoir douter et ignorer où il faut. » Et c'est cependant un dogmatique, s'il en fût, à qui est échappé cet aveu ; il est signé : BRUNETIÈRE !

« L'esprit de recherche précède la découverte, l'esprit de doute précède la recherche. Par un acte de scepticisme, le génie de l'homme se prépare à la poursuite de la vérité (1). »

« La science est surtout faite de petits jugements provisoires et le point d'interrogation est le signe de ponctuation qu'elle préfère, quand elle est sage (2). »

Pourquoi ne pas toujours conclure ? Qui concluera, si ce n'est vous ? nous écrivait jadis un professeur en Sorbonne. Faut-il rappeler que G. Flaubert a répété à satiété qu'on ne doit pas conclure ? Flaubert avait appris de Montaigne, dont il était « plein », — les *Essais* étaient son bréviaire, il le relisait sans cesse et en conseillait la lecture à ses amis, — Flaubert avait appris de l'immortel sceptique, que la vérité d'aujourd'hui est l' « errement » de demain, que « l'humanité est toujours en marche et ne conclut

_____

(1) CHARLES DE RÉMUSAT, La Civilisation moderne : *Revue des Deux Mondes, loc. cit.*

(2) Les Origines (article de M. DE VARIGNY, dans le *Journal des Débats*, 14 novembre 1896).

jamais... les grands génies et les plus grandes œuvres n'ont jamais conclu ; car on fausse toujours la réalité, quand on veut l'amener à une conclusion (1) ».

Nous conclurons néanmoins en dépit de ces autorités, parce qu'en matière scientifique, le dilettantisme est toujours condamnable ; et nous dirons, en guise de conclusion, qu'aux fruits on juge l'arbre, l'œuvre à ses résultats.

Nous n'énumérerons pas les thèses et multiples travaux (2) consacrés aux questions qui ont fait l'objet de nos études : leur nombre atteste quel intérêt elles présentent, combien de plus en plus on se passionne pour ces problèmes qui, jusqu'à ces années dernières, n'étaient que matière à controverses entre savants (3). A l'heure actuelle, on peut affirmer que si la médecine historique n'est pas

(1) CASSAGNE, *la Théorie de l'art pour l'art*, 263-4.

(2) V. les Tables annuelles de la *Chronique médicale*, et les Catalogues de thèses des Facultés de médecine de Paris et de la province.

(3) Citons, entre autres monographies : De quelle maladie est mort François Ier ? par le docteur CULLERIER : extrait de la *Gazette hebdomadaire de médecine et de chirurgie*, Paris, 1856 ; *Nouvelles conjectures sur la maladie de Job*, par J. ROLLET ; Paris, 1867 ; Le meurtre de Jules César, par DUBOIS, d'Amiens : *Revue de Paris*, 15 septembre 1868 ; *Des caractères particuliers et du traitement de la blessure d'Alexandre le Grand*, par J. ROLLET ; Lyon, 1877 ; *Étude sur la mort de Cléopâtre*, par VIAUD GRAND-MARAIS ; Nantes, 1877, etc.

une science définitivement constituée, la critique médico-psychologique a pénétré dans le vaste domaine de l'histoire et est en train de la renouveler.

Le bénéfice des recherches accomplies s'est fait déjà suffisamment sentir, pour espérer un résultat non moins favorable des investigations futures. Un de nos plus prestigieux esthètes, qui fut à sa manière un profond philosophe, l'écrivait naguère : « L'Histoire, telle qu'on l'écrit aujourd'hui, prend une *valeur clinique* indéniable ; et dans la formation, l'apogée et la décadence des empires, on découvre le jeu de ces lois, surnaturelles par leur hauteur, en réalité normales et identiques partout et toujours. Ces lois sont-elles justes ? Oui, si on les suit jusqu'à leur verdict ; non, si on les surprend dans leur cours. En appelant l'homme *l'ange-bête*, on a marqué qu'il subit la loi des purs esprits (1). »

Cette conclusion à la Pascal n'est pas pour nous déplaire. On ne saurait mieux synthétiser cette alliance de la psychologie et de la physiologie, que nous nous sommes efforcé de réaliser, pour l'explication plus scientifique, et partant plus humaine, des personnages et des faits qui constituent la trame de l'histoire.

(1) JOSÉPHIN PELADAN, *l'Allemagne devant l'humanité*, 26.

TABLE DES MATIÈRES

Pages.

CHAPITRE VII

CHAPITRE VIII

CHAPITRE IX

CHAPITRE X

4820. — Tours, imprimerie E. ARRAULT et Cⁱᵉ.